ALEX LICHT

Der Tag

an dem die Angst

verschwand

101 FRAGEN & ANTWORTEN

zu Angststörungen:
Wie wir Ängste
überwinden und
Panikattacken
loswerden

Haftungsausschluss

Der Inhalt wurde nach bestem Wissen und Gewissen und mit hoher Sorgfalt erstellt, kann jedoch unter keinen Umständen einen Arztbesuch, Therapie oder eine professionelle Diagnose ersetzen. Der Inhalt dieses Buches widerspiegelt die Erfahrungen und Meinungen der mitwirkenden Personen und der Autorin. Dabei handelt es sich zum großen Teil nicht um Mediziner oder Therapeuten, sondern von Angststörungen betroffene Menschen. Jede Person kann unterschiedliche Re-aktionen auf Techniken und Methoden haben, die in diesem Buch vorgestellt werden. Daher erfolgt die Anwendung auf eigene Gefahr und sollte mit einem Arzt oder Therapeuten abgesprochen werden. Es wird keinerlei Gewähr für die Aktualität, Richtigkeit und Vollständigkeit der bereitgestellten Informationen übernommen. Haftungsansprüche und jegliche juristische Ansprüche gegen die Autorin, welche sich auf ideelle oder materielle Schäden jeglicher Art beziehen, die durch die Nutzung oder Nichtnutzung der bereitgestellten Informationen dieses Werks bzw. durch die Nutzung fehlerhafter und unvollständiger Informationen verursacht wurden, sind grundsätzlich ausgeschlossen.

Externe Quellen und Webinhalte Dritter
Wenn dieses Werk Links zu Webseiten Dritter oder zu externen Quellen enthält, wird für deren Inhalt keine Haftung übernommen. Dieses Werk liegt in der Österreichischen Nationalbibliothek auf.
Weitere Informationen dazu und bibliographische Daten finden sich online unter https://www.onb.ac.at

Auflage 2021
© Alex Licht.

Lektorat: Tina Müller
Cover/Umschlaggestaltung: Buchgewand Coverdesign | www.buch-gewand.de unter Verwendung von Motiven vonstock.adobe.com: © ginettigino, © picoStudio depositphotos.com: © tuja66
Imprint: Offbeat Indie Verlag   ISBN: 978-3-9505103-2-4

Stell dir vor, du wachst eines Tages auf und
ein Wunder ist geschehen.

Die Angst
ist verschwunden.

Woran würdest du das als erstes erkennen?
Und was hättest du uns zu erzählen – vom Tag
an dem die Angst verschwand

Inhalt

Dieses Buch ist...

... etwas ganz Besonderes, denn es ist ein Buch von Betroffenen für Betroffene! Die Idee entstand ursprünglich aus Gesprächen mit einer Sozialarbeiterin. Sie hat schließlich den Entstehungsprozess dieses Werkes angestoßen, begleitet und organisiert. Und zwar von mir (allerdings heiße ich nicht Alex, sondern Johanna. Warum das so ist, erfährst du ein paar Seiten weiter).

Im Bereich der Angst- und Panikstörungen gibt es so viele Bücher, Theorien und Meinungen. Der Großteil entspringt den Federn von Forschern, Ärzten und Psychologen, die zwar alle über großes Wissen aus Theorie und Praxis verfügen, aber nur in den allerseltensten Fällen am eigenen Leib erfahren haben, was eine Angst- oder Panikstörung *wirklich* bedeutet.

Unser Wunsch war es, ein Buch entstehen zu lassen, das den „echten" Experten der Angst und Panik eine Stimme gibt – nämlich jenen, die diese Zustände nicht nur aus Büchern und Studien kennen, sondern aus allererster Hand – den eigenen Erfahrungen.

Mit dieser Idee ging ich in die Community und die Resonanz war gewaltig! Ja, es sollte ein Buch werden, das nicht nur aus der Sicht von Fachleuten geschrieben ist. Wir wollen von echten Erfahrungen lesen und wissen, welche Techniken bei anderen wirklich funktioniert haben. Und wir wollen beim Lesen auch wahrnehmen, dass wir mit unseren Problemen nicht alleine sind!

Es beteiligten sich so viele Menschen an der Entstehung dieses Buches: viele, viele Betroffene, die uns mit Informationen fütterten, Umfragen beantworteten und die ihre Geschichte teilten. Aber dennoch waren auch Therapeuten und psychosoziale Berater beim Entstehungsprozess dabei, um dem Projekt einen seriösen Rahmen zu geben. Immer wieder haben wir an den Details gefeilt, neue Ideen einfließen lassen, Fragen umgeschrieben und hart gearbeitet, um dieses Buch zu entwickeln, in der Hoffnung, vielen Menschen helfen zu können.

Die/den Autor/in „Alex Licht" gibt es so natürlich nicht – der Name ist ein Pseudonym – ein Symbol für alle, die sich am Entstehungsprozess beteiligt haben. Viele von uns wollen verständlicherweise anonym bleiben, andere gehen ganz offen mit ihrer Erkrankung um. „Alex Licht" steht für sie alle. Wir haben uns für diesen Namen entschieden, da „Alex" neutral ist und sowohl Alexandra als auch Alexander bedeuten kann. „Licht" symbolisiert die vielen Hoffnungen der Beteiligten.

Danke an alle, die mitgearbeitet haben! Danke an alle, die ihre Geschichte mit uns geteilt und uns immer wieder mit Inhalt und Feedback unterstützt haben. Danke an jene, die uns bei der Titelauswahl und Covergestaltung unterstützt haben, an die Korrekturleser und diejenigen, die über Motivationslöcher hinweggeholfen haben.

Danke auch an diejenigen, die uns Rezensionen hinterlassen, damit unser Buch „sichtbar" wird und bleibt und wir so unser gesammeltes Wissen weiter unter die Leute bringen können.

Was dieses Buch nicht ist ...

Dieses Buch ist kein Ersatz für einen Arzt oder eine Therapie. Wir geben auch kein Heilversprechen ab. Genauso wenig können wir die eine ultimative Lösung anbieten, die jedem hilft. Vergiss nicht, dass die meisten von uns Betroffene sind, die ihre praktischen Erfahrungen weitergeben – keine Mediziner. Alles, was du an Tipps und Methoden ausprobierst, tust du auf eigene Gefahr, denn jeder Mensch ist anders und genauso individuell ist deine Angst.

Auch wenn wir das weitergeben, was vielfach erprobt ist und die besten Rückmeldungen aus der Community hat, kann es sein, dass du vielleicht etwas anderes, völlig anderes brauchst. Manche Methoden werden sich für dich vielleicht gut anfühlen, andere nicht. Bitte höre beim Austesten immer in dich hinein, sei achtsam und bleibe kritisch. Mach nichts, womit du dich unsicher fühlst.

Und vergiss nie, du bist auf deinem Weg nicht alleine.

Noch eine Bitte bevor du startest!

Bitte sei tolerant gegenüber den Meinungen und Methoden, die in diesem Buch beschrieben werden. Jede Wahrnehmung der Angst, jeder Gedanke hat seine Berechtigung und keine Angst ist „besser" oder „schlimmer" als eine andere. Jeder Betroffene, der leidet, soll in seinem Leiden angenommen werden, egal wie hoch die Intensität des Leidens ist. Bedenke auch, dass du in deiner „Arbeit" an der Angst vielleicht schon viel weiter bist als ein anderer Leser. Vielleicht hast du ganz andere Erfahrungen gemacht und Lösungen gefunden.

Dieses Buch ist sehr individuell, genau wie die Personen, die an der Entstehung beteiligt waren. Aber eines haben alle gemeinsam – am Anfang stehen immer das Leid und der Wunsch, ins normale Leben zurückzukehren. Von dort wollen wir abholen, begleiten und Mut machen.

Unsere Story

„Sie wissen nicht, wie sich die Angst wirklich anfühlt."

Alles begann an dem Tag, an dem *Sabine*[1] zu mir ins Büro kam und mir ein Buch auf den Schreibtisch knallte.

„Das da!", schnaubte sie und deutete mit ihrem Zeigefinger darauf. „Das da hat überhaupt nicht geholfen!"

Das besagte Buch hatte ich ihr ein paar Wochen zuvor mitgegeben. Es handelte von verschiedenen Angststörungen und davon, wie man als Betroffener mit ihnen umgehen sollte, um sie loszuwerden. Sabine litt nämlich an regelmäßigen Panikattacken, nahm seit Jahren Medikamente dagegen, weigerte sich jedoch standhaft eine Therapie zu beginnen. Diese Umstände hatten über die Jahre eine soziale Abwärtsspirale angetrieben und Sabine schließlich zu mir in die Einrichtung „gespült".

Nun bin ich allerdings Sozialarbeiterin, keine Therapeutin und so dachte ich, wäre es vielleicht ein guter Anfang, wenn sich Sabine erst einmal eigenständig und ernsthaft in das Thema einarbeitet. Vielleicht würde sie dann genügend Motivation und Mut aufbringen, um doch den Therapieplatz anzunehmen, den ich für sie organisiert hatte.

Da ich wusste, dass Sabine eine Leseratte war, hörte ich mich nach guten Büchern um. Und zufällig hatte eine Kollegin vor Kurzem ein ach-so-tolles Wunderselbsthilfebuch zum Thema entdeckt. Ein echter Bestseller. Der muss ja was taugen, wenn er sich so gut verkauft.

---

[1] Name geändert.

Ich hatte also das Buch besorgt und voller Freude an meine Klientin weitergereicht, die es mir soeben wieder – etwas ruppig - zurückgegeben hatte.

Nachdenklich nahm ich das Buch in die Hand. Es hatte ein Eselsohr im Cover und einen Kaffeefleck an der Seite.

„Wieso hat es denn nicht geholfen?", fragte ich ruhig.

„Na, weil ..." Sabine zögerte. „Ich verstehe ja die Hälfte nicht einmal", rückte sie heraus. „So viel Fremdwörter. So viel wissenschaftliches Bla-bla. Ich hab' auch gar keinen Nerv dazu, mich da ewig lange mit der Theorie über Hirnforschung zu beschäftigen. Was soll ich denn damit?"

„Da sind doch auch Pläne mit Vorgehensweisen darin und verschiedene Techniken. Hast du die denn probiert?", fragte ich.

„Glaub mir, ich kenne mittlerweile alles. Und das Buch ist genau dasselbe, wie alles andere, was ich je gelesen habe. Diese Bücher werden von Ärzten und Therapeuten ge-schrieben, die sich vielleicht in der Theorie gut auskennen. Aber sie wissen nicht, wie sich die Angst *wirklich* anfühlt. Die haben noch nie selbst eine Panikattacke erlebt. Wie kann mir so jemand weiterhelfen? Für die bin ich nur ein Patient mit einer Störung, der nach Schema F wieder irgendwie hin-gebogen werden muss. Das funktioniert aber bei der Angst nicht. Und das wird einer nicht begreifen, der so etwas nicht ein einziges Mal selbst gespürt hat. Ich brauche aber das Gefühl, ernst genommen zu werden und niemanden, der mir von oben herab erzählt, was ich falsch mache. Wenn ich also ein Buch lesen möchte, dann eines auf Augenhöhe. Ich glaube, jeder Betroffene könnte das besser machen!"

Ich blickte sie überrascht an. Sabine war normalerweise nie so offen, doch diesmal sprudelte es nur so aus ihr heraus. Ich begann zu überlegen.

„Vielleicht ist das gar keine schlechte Idee", meinte ich. „Lass uns doch herausfinden, ob andere das auch so empfinden wie du."

Ein paar Wochen später hatten sich mehr als ein Dutzend Betroffene gefunden, die unsere Idee gut fanden, die uns Hilfe anboten und bereit waren, eigene Texte beizusteuern. Wir starteten online Umfragen, bei denen sich innerhalb weniger Tage fünfzig Menschen beteiligten. Ich bekam sogar E-Mails von Betroffenen, die uns viel Glück bei unserem Projekt wünschten und die uns motivierten.

Wir wollten ein Buch auf Augenhöhe schreiben! Ein Buch mit 101 Fragen und Antworten, die aus erster Hand zusammengetragen wurden, von den Betroffenen selbst. Immer wieder kam etwas dazu, etwas anderes fiel raus. Das gemeinsame Ziel aller Beteiligten war es, ein Buch zu erschaffen, das abholt, wo auch immer der Leser gerade steht – irgendwo zwischen Beginn der Erkrankung und der Frage: Wie geht es jetzt langfristig weiter? Wir haben jene Techniken aufgeschrieben, die in der Praxis am besten geholfen haben.

Wenn du am Anfang deiner Erkrankung stehst oder vorerst nur vermutest, dass du an einer Angststörung leiden könntest, geh das Buch einfach Schritt für Schritt durch. Es ist logisch aufeinander aufgebaut.

Wenn du schon weiter bist oder für den Moment etwas Bestimmtes benötigst, kannst du durch die Aufgliederung in einzelne Fragen auch einfach durch das Buch springen und dir die Punkte heraussuchen, die für dich gerade wichtig sind.

Wir hoffen, dass wir dir mit diesem Buch einen wirklichen Mehrwert bieten können!

Erkenne die Angst

„Da hatte ich dann schon ganz deutlich das Gefühl, dass das so nicht ganz normal war …"

Angst im Allgemeinen

1. Was ist Angst, und welchen Sinn hat sie?

Die Angst ist der wichtigste Wegweiser in unserem Leben. Sie macht uns auf Gefahren aufmerksam und löst körperliche Reaktionen in uns aus, die uns helfen, Flucht oder Kampf mit maximaler Aufmerksamkeit durchzuführen. Unterm Strich soll uns Angst das Überleben sichern. Auch soziale Ängste wie Angst vor Ausgrenzung oder Blamage sind durchaus wichtig für uns – nicht nur weil wir soziale Wesen sind und andere Menschen um uns herum brauchen. In früheren Zeiten wäre der Mensch als Ausgeschlossener seiner sozialen Gruppe kaum überlebensfähig gewesen. Ängste, so unangenehm sie auch sind, sind also durchaus notwendig.

Wie entsteht nun eine solche Angst? Es gibt bestimmte Grundängste, die allen Menschen innewohnen. Die soziale Angst ist eine davon und die erste, die beim Menschen im Laufe seines Lebens auftritt. Ein Baby beginnt zu weinen, wenn die Mutter den Raum verlässt, denn es weiß instinktiv, dass das Verlassenwerden sein Todesurteil wäre.

Andere Ängste werden im Laufe der Zeit erlernt. Aber auch hier gibt es Unterschiede: Es gibt Ängste, die bauen

sich über einen längeren Zeitraum auf und andere, die plötzlich durch die Konfrontation mit einer gewissen Situation
entstehen. Dass wir in der Lage sind, Ängste schnell zu
erlernen, ist eine unserer nützlichsten Fähigkeiten, denn es
sichert uns das Überleben.

Der Schlüssel zu einer gesunden Angst liegt jedoch nicht
im Erlernen derselben, sondern vielmehr in der Fähigkeit,
Ängste auch wieder zu verlernen. Das ist vor allem dann
wichtig, wenn wir feststellen, dass die Angst unbegründet
oder doch nicht so bedrohlich ist, wie es auf den ersten Blick
erscheint. Dr. Margraf von der Universität Bochum geht davon aus, dass die mangelhafte Fähigkeit, die Angst wieder
zu verlernen, bereits in manchen Menschen angelegt sein
könnte, bevor diese ihre Angststörung entwickeln. Möglicherweise gibt es in diesem Zusammenhang einen gewissen genetischen Risikofaktor. Dies könnte unter anderem
auch erklären, warum manche Angststörungen familiär gehäuft vorkommen.

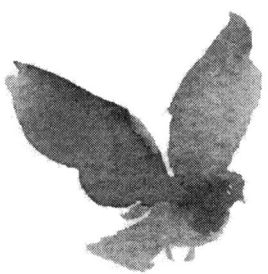

12

2. Ist meine Angst noch normal oder leide ich vielleicht schon an einer Angststörung?

Angst oder Panikzustände kennt jeder. Egal, wen du fragst, jeder wird dir die Frage beantworten können, wann er oder sie das letzte Mal Angst hatte. Wahrscheinlich kennt sogar jeder panische Angst mit körperlichen Beschwerden wie schwitzen, Harndrang, vielleicht sogar Atemnot. Aber wenn diese Dinge bei allen Menschen auftreten, wie erkennst du dann den Unterschied zwischen normaler und krankhafter Angst?

Bei krankhafter Angst tritt die Angstreaktion häufig ohne wirklichen Grund auf, mitunter viel zu heftig oder hält einen übermäßig langen Zeitraum an. Dazu kommt, dass Personen, die an einer Angststörung leiden, ständig das Gefühl haben, die Kontrolle zu verlieren. Mit der Zeit entwickelt sich eine Angst vor der Angst. Aber spätestens dann, wenn die Angst so intensiv wird, dass sich beim Betroffenen ein richtiges Leiden entstellt bzw. sich die Betroffenen in ihrem Alltag massiv einzuschränken beginnen, spricht die Psychologie von einer Angststörung.

Dr. Jürgen Margraf, einer der bekanntesten Angstforscher, tätig an der Universität Bochum, macht die Voraussetzung für die Diagnose einer Angststörung an folgenden Punkten fest. Sie müssen alle vorliegen, um eine Angststörung zu definieren:

a) unbegründete oder anlässlich der Situation unverhältnismäßige Angst
b) das Gefühl des Kontrollverlustes,
c) ein subjektives Leiden mit Einschränkungen im Alltag,
d) bestimmte Symptommuster (=Syndrome), die überall auf der Welt in gleicher Form auftreten

Der Deutschen Gesellschaft für Psychiatrie und Psychotherapie, Psychosomatik und Nervenheilkunde zufolge sind in Deutschland 27,8 % der erwachsenen Menschen psychisch krank (Stand Oktober 2020). In konkreten Zahlen sind das etwa 17,8 Millionen Menschen. Nur ca. 19 % dieser Personen suchen sich professionelle Hilfe. Angststörungen zählen mit 15,4 % aller psychischen Erkrankungen zu den am häufigsten auftretenden Erkrankungen – noch vor Depressionen, Alkohol- und Medikamentenabhängigkeit. Frauen wurden dabei wesentlich häufiger diagnostiziert als Männer.

Bei den Angststörungen traten am häufigsten die spezifischen Phobien, gefolgt von sozialen Phobien und Agoraphobie, Panikstörungen und schließlich die generalisierte Angststörung auf.

Oft entwickelt sich eine Angststörung aus einer anderen heraus und Betroffene leiden somit mehrfach. Im Folgenden werden die unterschiedlichen Erkrankungen beispielhaft aufgrund von persönlichen Erfahrungen genauer unter die Lupe genommen

Generalisierte Angststörung

Die spezifische Angststörung

Die soziale Phobie

Panikstörung

Agoraphobie

Diese Erkrankungen sind jene Angststörungen, die statistisch gesehen am häufigsten auftreten. Wir haben zu jeder dieser Störungen „Experten" (Betroffene) gefunden, die bereit waren (teilweise anonymisiert) ihre Erfahrungen mit uns zu teilen.

Generalisierte Angststörung

3. Was ist eine generalisierte Angststörung?

Menschen, die an einer generalisierten Angststörung leiden, leben in einer von Sorgen geprägten Welt.

Caro F.

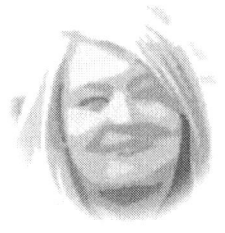

„Ich habe immer die Angst, dass mir oder meinen Angehörigen etwas passieren wird. Manchmal liege ich nächtelang wach und denke darüber nach, wie ich mein Leben regeln soll, falls mein Mann plötzlich versterben würde. Ich mache mir Sorgen, was passiert, wenn das Geld ausgeht oder das Jugendamt kommt und mir die Kinder wegnimmt … Diese Gedanken sind plötzlich da und arbeiten stundenlang in mir, obwohl sie mit der Realität eigentlich nichts zu tun haben. Mein Mann ist gesund und fit, er hat einen gut bezahlten, sicheren Job und den Kindern fehlt es auch an nichts. Aber meinem Kopf ist das egal. Er quält mich einfach weiter.“

Privates, Terrorismus, Corona, Stromausfälle, Klimawandel ... Menschen mit einer generalisierten Angststörung erwarten immer das Allerschlimmste und haben große Angst davor, chronische Stresssymptome inclusive. Typisch für die generalisierte Angststörung ist zudem, dass sich die Angst nicht auf eine einzelne Situation bezieht, vielmehr wechseln sich die Sorgen ab. Gedanken werden kaum zu Ende gedacht und schon wechselt das Gehirn wieder das Thema, um sich mit der nächsten Katastrophe zu beschäftigen. Manche Betroffene wissen nicht einmal, wovor sie genau Angst haben. Sie fühlen nur, dass ihr Körper und Geist in ständiger Anspannung und Alarmbereitschaft sind. Die Ängste, die Betroffene formulieren können, sind meistens unrealistisch, in jedem Fall übertrieben und werden selbst auch im Normalfall als übermäßig oder unrealistisch erkannt. Dennoch können sie nichts dagegen unternehmen, denn sie haben keine Kontrolle über ihre Ängste.

Die ständige Anspannung, die Angst, das Gedankenwälzen sind eine unglaubliche Belastung. Und das geht so über Monate oder sogar Jahre, wenn Betroffene keine angemessene Hilfe finden. Zu den Sorgen und Ängsten kommen nun auch noch körperliche Symptome dazu. Typische Angstsymptome sind eine starke innere Unruhe und Angespanntheit. Äußerlich tritt Zittern auf. Es kann zu Atembeschwerden, Schweißausbrüchen, Blutdrucksteigerung und Schwindelanfällen kommen.

Doch als stärkste Belastung wird oft eine stark erhöhte Aufmerksamkeit beschrieben, die den Betroffenen mit der

Zeit die ganze Kraft raubt. Gefühlt befindet sich der Betroffene ständig in einer Gefahrensituation. Häufig äußert sich diese Anspannung auch in emotionalen Überreaktionen und Gereiztheit. Da die ständige Angst auch abends mit ins Bett genommen wird, führt eine generalisierte Angststörung auch zu Schlafstörungen, die wiederum die Unruhe und Anspannung durch den Schlafmangel verstärken. Bei vielen Betroffenen treten im Laufe der Zeit auch Panikattacken oder andere psychische Erkrankungen wie Depressionen auf.

Doch zum Glück muss dieser Zustand keine Endstation sein. Auf den folgenden Seiten lernst du, welche Möglichkeiten du hast, um der Angst nicht hilflos ausgesetzt zu sein.

4. Wie kann sich eine generalisierte Angststörung für einen Betroffenen anfühlen?

Caro F.

„Es gibt bessere und schlechtere Tage, oder besser gesagt schlechtere Wochen. Vom Gefühl her bin ich die ganze Zeit in meinem Kopf und wälze Gedanken und Sorgen. Ich bin auch die meiste Zeit zu Hause, da ich Angst habe, dass mir draußen die schlimmsten Dinge passieren könnten. Wie es sich anfühlt, ist schwer zu beschreiben. Ich mache mir an-

dauernd Sorgen und das löst Stress in mir aus. Da ist so eine innere Angespanntheit in mir. Das ist das eigentliche Gefühl, das ich die ganze Zeit habe. Es wird immer schlimmer und schlimmer und die Gedanken lassen sich einfach nicht stoppen.

Ich gebe euch ein Beispiel: Ich schreibe eine WhatsApp und jemand schreibt mir nur eine ganz knappe Nachricht – so „mhm" oder „ja" – zurück und ich fange an, mich darüber zu ärgern, weil ich in dem Moment das kurz angebunden Sein als – die Person interessiert sich nicht für mich – interpretiere. Dann mache ich mir Sorgen, ob ich vielleicht etwas getan habe, um den anderen zu beleidigen. Danach ärgere ich mich, dass ich da überhaupt etwas hineininterpretiert habe und einfach nie die Dinge so stehen lassen kann. Als Nächstes mache ich mir wieder Sorgen, ob mit mir vielleicht irgendetwas nicht ganz richtig ist, weil ich immer gleich so misstrauisch bin. Danach fällt mir auf, dass ich mir schon wieder so viele Sorgen mache. Darüber ärgere ich mich. Und dann erinnere ich mich, welche Stresshormone beim Sorgenmachen in mein Blut gespült werden und dass das auf Dauer krank macht. Also bekomme ich deswegen wieder Angst.

Und so geht das dahin. Mit jedem Gedanken werden mehr und mehr Stresshormone ausgeschüttet und mich aus der Gedankenspirale wieder herauszureißen, fällt mir schwerer und schwerer. Und ich zittere, mein Herz rast und ich bin gestresst. Mal mehr, mal weniger. Früher ging das teilweise tagelang. Mittlerweile habe ich wenigstens heraus-

gefunden, was ich für mich tun muss, wenn ich bemerke, dass ich wieder in so eine Spirale rutsche.

Und das ist gut so, denn es ist unglaublich anstrengend, immer nervös und angespannt zu sein."

5. Wie meisterst du damit deinen Alltag?

Caro F.

„Ich gehe gerade Schritt für Schritt ins Leben zurück. Eines, was ich gelernt habe, ist, dass ich ein starkes „Warum" brauche, um durchzuhalten und weiterzugehen. Für mich sind das meine Kinder. Sie motivieren mich und nach meiner Therapie und mit Notfallmedikamenten in der Handtasche kann ich wieder viele Dinge erledigen, die noch vor einem Jahr undenkbar erschienen.

Meine schlimmste Zeit hatte ich, als die Corona-Krise bei uns angefangen hat. Der erste Lockdown, Homeschooling, Hamsterkäufe, Masken und die ganzen schlimmen Geschichten, die im Internet herumschwirrten. Ich konnte zu dieser Zeit überhaupt keinen Alltag leben. Aus Angst vor den tödlichen Viren – ich war überzeugt, dass wir alle sterben werden, wenn wir uns anstecken – habe ich im ganzen Haus Schüsseln mit Zwiebeln aufgestellt (das habe ich irgendwo gelesen, dass Zwiebeln die Luft reinigen). Jeder,

der von draußen herein kam, musste erst einmal duschen gehen, bevor er in irgendeinen anderen Raum durfte. Ich habe tagelang Essen eingekocht, damit wir was zu Hause haben, wenn alle Geschäfte schließen und der große Stromausfall kommt, weil ja keiner mehr zur Arbeit gehen kann. Außerdem habe ich mir Sorgen gemacht, dass Leute plündern kommen, wenn das Essen aus ist. Im Nachhinein gesehen, ein Wahnsinn, was ich meiner Familie damit angetan habe. Aber mein Mann war mir eine große Stütze. Nur mit den Kindern habe ich viel gestritten.

Irgendwann habe ich begriffen, dass ich mich und meine Familie mit Social Media und den ganzen Verschwörungstheorien vergifte. An diesem Punkt habe ich zum Glück eine Entscheidung getroffen und das ist bis heute eine Alltagsstrategie, die ich verwende – ich vermeide es zu 100 % Nachrichten zu lesen oder im Fernsehen anzusehen. Wenn etwas Wichtiges passiert, erfahre ich es ohnehin. Alles andere tut mir nicht gut. Ich lese auch keine Berichte zu Themen, von denen ich von vornherein weiß, dass mich diese wieder aufregen. Seither fällt es mir leichter – ich gehe kleine Schritte voran.

Meine zweite wichtige Strategie sind Vorbereitung und Routinen. Ich bereite mich mittlerweile immer gut vor, wenn ich etwas unternehme. Allein eine Einkaufsliste zum Abhaken hilft mir, da ich mir sonst Sorgen mache, etwas zu vergessen. Ich habe mir auch bestimmte Routinen angewöhnt. Bevor ich aus dem Haus gehe, schaue ich jedes Mal noch alles mit vollem Bewusstsein durch, was sonst bei mir *wieder einen Gedankenstrudel auslösen könnte. Eine Runde durchs Haus – sind alle Fenster zu, ist der Ofen ausgeschaltet, ist alles ausgesteckt. Ich sperre auch die Eingangstür mit vollem Bewusstsein zu, da ich mir ansonsten den ganzen Weg lang darüber Sorgen machen würde. Ich weiß, das hört sich ein wenig zwanghaft an, aber es hilft mir im Alltag enorm."*

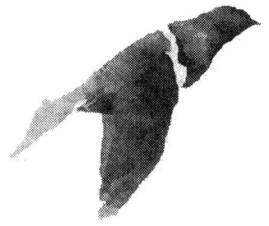

Die Spezifische Phobie

6. Wie unterscheidet sich die generalisierte Angststörung von einer Phobie bzw. einer spezifischen Angststörung?

Die Symptome der spezifischen – zielgerichteten – Phobie nach außen hin sind dieselben wie bei einer generalisierten Angststörung. Auch bei einer Phobie treten typische körperliche Angstreaktionen auf: Schweißausbrüche, mitunter Atem- oder Kreislaufprobleme, Herzrasen und auch viele individuell unterschiedliche Symptome. Zusätzlich dazu verursacht eine Phobie ein ausgeprägtes Vermeidungsverhalten. Das bedeutet, dass Betroffene Situationen oder Objekten aus dem Weg gehen, die ihnen Angst machen.

Spezifische Phobien sind die in Deutschland am häufigsten vorkommenden Angsterkrankungen. Aber wie auch alle anderen Angststörungen treten sie in unterschiedlichen Stärken und mit individuell verschiedenen Symptomen auf. Wie der Name der spezifischen Phobie bereits sagt, bezieht sich die Angst hier auf einen spezifischen, also bestimmten Gegenstand, eine Situation, ein Tier oder Ähnliches. Dies ist auch der größte Unterschied zur generalisierten Angststörung. In den Bereich Phobien fallen alle auf Situationen oder Objekte bezogenen Ängste, von denen die meisten Menschen in irgendeiner Art und Weise auch betroffen sind. Entweder haben wir selbst eine spezifische Angst oder kennen zumindest jemanden, der darunter leidet. Typische Beispiele wären etwa eine Spinnenphobie, die Höhen- oder die Flugangst.

Eine Phobie kann aber zu absolut jedem Gegenstand und jeder Situation entwickelt werden. So gibt es beispielsweise Phobien vor Tampons, Knöpfen, Wasser und so weiter.

Obwohl viele Menschen spezifischen Phobien von sich selbst oder Bekannten kennen, heißt das noch lange nicht, dass diese Menschen an einer Angsterkrankung leiden. Denn, wie vorhin beschrieben, sprechen wir dann von Erkrankung, wenn die Angst mit einem massiven Leidensdruck einhergeht und Einschränkungen des Alltags mit sich bringt. Eine spezifische Phobie kann so stark sein, das Betroffene aus Angst in der Öffentlichkeit mit ihrer Phobie konfrontiert zu werden, das Haus nicht mehr verlassen können. Genauso gibt es Menschen, die an Phobien leiden, aber sehr gut damit umgehen können und im Alltag kaum Einschränkungen erleben. Die Bandbreite ist sehr groß.

7. Was sind die schlimmsten Phobien, die es gibt?

Willy T.

„Also ich weiß nicht, ob man das so sagen kann. "Wenn man da einzuteilen beginnt, das eine ist schlimmer als das andere, würde man damit doch aussagen, der eine hat mehr Recht zu leiden als der andere. Das ist Quatsch!

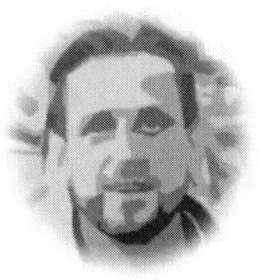

Aber es gibt natürlich schon Phobien, denen man im Alltag leichter aus dem Weg gehen kann als anderen. Oder die weniger Auswirkungen auf den Alltagsablauf haben als andere. Eine soziale Phobie, die einen Menschen komplett aus dem öffentlichen Leben rausnimmt, ist schon sehr schlimm. Ich hatte Zeiten, da wäre ich wahrscheinlich verhungert, wenn mich nicht jemand anderer mit Lebensmittel versorgt hätte. Einfach, weil ich nicht unter Menschen gehen konnte. Mit einer Spinnenphobie kann ich meinen Alltag relativ uneingeschränkt weiterleben.

Die Frage ist so schwierig. Es gibt ja quasi Phobien vor allem. Ich habe mal ein Youtube-Video von einer Talkshow zum Thema gesehen, da hatte eine Frau panische Angst vor Essiggurken. Es gibt auch Phobien vor Wattebäuschen – damit allein kann man vermutlich relativ gut leben.

Ich muss mich ja nicht pausenlos mit meinen Angstauslösern beschäftigen. Die tauchen ab und zu auf. Mit einer Phobie vor Wasser stell ich mir das Ganze schon extrem schwierig vor. Ich muss ja duschen, Zähne putzen, trinken etc., auch so etwas gibt es. Aber allgemein zu sagen, das eine wäre schlimmer als das andere ist irgendwie unfair, weil es ja so subjektiv ist."

Soziale Phobie

8. Was ist eine soziale Phobie?

Auch unter den Symptomen einer sozialen Phobie können sich die meisten Menschen noch etwas vorstellen. Erinnerst du dich an das Referat in der Schule oder den Vortrag vor den Kollegen? Erröten, schweißnasse Hände, die Stimme versagt, Schwitzen, Harndrang – das sogenannte Lampenfieber schlägt zu. Dieses Gefühl ist nichts anderes als eine körperliche Angstreaktion auf eine soziale Situation. Nimm nun dieses Gefühl und überlege, wie es sich zehn Mal stärker anfühlen würde. Und nun stellst du dir, du erlebst es nicht nur auf einer Bühne oder in der Schulklasse, sondern bei jedem normalen Gespräch, das du mit deinem Kollegen am Arbeitsplatz oder im Supermarkt mit der Verkäuferin führst.

Wie würdest du damit umgehen? Dich zurückziehen vielleicht? Willkommen in der Welt der sozialen Phobie.

Natürlich ist das nur ein sehr plattes Beispiel dieser Angst, denn auch sie ist in Wirklichkeit so vielfältig wie die Betroffenen selbst. Eine soziale Phobie kann unterschiedlichste Ausprägungen haben und sich auf besondere oder allgemeine soziale Situationen beziehen.

Soziale Phobie bedeutet meistens Angst vor dem Kontakt zu anderen Menschen, mit ihnen zu sprechen oder sich im selben Raum zu befinden. Sie bedeutet aber auch Angst, sich in der Öffentlichkeit zu blamieren oder negativ aufzufallen z. B. durch gefühlt unangepasstes Verhalten, Körperreaktionen oder Aussehen. Betroffene leiden oft so sehr an der Vorstellung, auffallen zu können, dass sie sich so gut wie möglich von bestimmten Situationen, z. B. Menschenansammlungen, Schwimmbädern oder Restaurantbesuchen fernhalten.

Eine soziale Phobie kann sich aber auch auf gewisse Personengruppen, wie soziale Randgruppen, Autoritätspersonen oder Berufsgruppen beziehen. Die Betroffenen beginnen im schlimmsten Fall gänzlich soziale Kontakte zu vermeiden.

Neben den typischen körperlichen Angstsymptomen kommt bei einer sozialen Phobie auch häufig das Vermeiden von Blickkontakt hinzu.

Deutlich unterschieden werden muss hier doch, dass die Reaktionen, die jemand, der unter einer sozialen Phobie leidet, nicht mit normaler Schüchternheit verwechselt werden dürfen. Denn das Leiden der Betroffenen geht weit darüber hinaus. Auch bei einer ausgeprägten sozialen Phobie können häufig andere psychische Erkrankungen wie Panikattacken oder Agoraphobie zusätzlich auftreten.

9. Wie fühlt sich eine soziale Phobie an?

Willy T.

„Ich muss sagen, ich bin auf dem Weg der Besserung. Es war schon viel, viel schlimmer. Ich war immer schon nervös, wenn ich fremde Menschen kennengelernt hab. Oder wenn ich in Situationen war, in denen ich gezwungen war, mit fremden Menschen zu reden. Zum Beispiel in der Schule oder bei der Arbeit. Aber irgendwie ist es trotzdem immer gut gegangen. Ja, ich war halt schüchtern und hab auch viel überspielt.

Ich weiß auch nicht, was genau der Auslöser war, aber als ich 33 war, wurde es mit einem Mal immer schlimmer. Ich konnte irgendwann nicht mehr einkaufen gehen. Ich kann nicht mal erklären, warum. Am Anfang bin ich nur den Verkäufern ausgewichen, die mich theoretisch fragen hätten können, ob sie mir helfen dürfen. Das allein hat mir schon gereicht. Irgendwann hat mich der Typ aus dem Dönerladen gefragt: „Willst ihn eh so wie immer?" Das war das letzte Mal, dass ich dort war. Plötzlich nicht mehr ein anonymer, unsichtbarer Teil der Masse zu sein, sondern wiedererkannt zu werden, das packte ich nicht. Da hatte ich dann schon sehr deutlich das Gefühl, dass das irgendwie nicht so ganz normal war.

Wenn ich wieder zu Hause war, habe ich Stunden damit verbracht, mir Gedanken darüber zu machen, was ich vielleicht falsch gemacht habe. Oder ob jetzt vielleicht gerade jemand seinem Freund erzählt, was er heute für einen Verrückten im Geschäft gesehen hat. Ich dachte, man muss mir das ja im Gesicht ansehen, oder an der Art wie ich mich bewege, dass etwas mit mir nicht stimmt.

Irgendwann bin ich mal aus einem Geschäft gerannt, weil ich es nicht mehr ausgehalten habe. Ich hatte das Gefühl, ich bekomme keine Luft mehr, hatte Schweißausbrüche. So ein Gefühl, das schwer zu beschreiben ist – als würde man verrückt werden, wenn man nicht sofort aus der Situation flüchtet. Ich habe meinen Einkaufswagen einfach stehen lassen und bin raus. Danach konnte ich lange nicht mehr einkaufen gehen. Diese Angst hat sich dann auch relativ schnell in andere Lebensbereiche ausgebreitet und irgendwann bin ich gar nicht mehr rausgegangen. Job und so ging sowieso nicht mehr. Ich bin wieder bei meinen Eltern eingezogen und war vollkommen von ihnen abhängig. Die haben das auch nicht so ganz verstanden am Anfang. In ihren Augen eigentlich ein „g'standener Mann". Wir haben viel gestritten, aber im Gegensatz zu anderen Menschen hatte ich hier nie ein Problem damit, was sie wohl über mich denken.

Zu der Zeit wollte auch nicht zu einem Therapeuten. Ich habe einfach gedacht, wie soll mir jemand helfen, der vielleicht die Theorie mal gelernt hat, aber das nicht fühlt, was ich fühle. Und ja, das Thema Hilfe annehmen, zugeben, dass man es allein nicht schafft ... ist halt schwierig. Also bin ich daheimgeblieben.

Irgendwann kam die Depression. Und irgendwann kam bei mir der Punkt, an dem ich fast einen Blödsinn gemacht hätte. Dann hab' ich mich in der Psychiatrie auf der Geschlossenen wieder gefunden. Heute kann ich sagen, Mama sei Dank. Sonst gäb's mich jetzt nicht mehr.

Damals habe ich dann beschlossen, etwas zu unternehmen und wieder zu leben zu beginnen. Das ist jetzt ein gutes Jahr her, aber seither geht es in Mini-Schritten voran und ich feiere immer wieder kleine Erfolge."

10. Wie gehst du mit deiner Angst um?

Willy T.

„*Mittlerweile mache ich eine Verhaltenstherapie in Kombination mit einer Konfrontationstherapie. Das hilft mir sehr weiter und ich würde jeden dazu ermutigen, auch diesen Weg zu probieren. Ich weiß aber natürlich auch, wie schwer es ist, überhaupt diesen Schritt zu gehen, gerade für Männer.*

Ich kenne aber mittlerweile auch Menschen mit sozialer Phobie, die sich ganz alleine ohne Therapie den Weg nach draußen wieder freigeschaufelt haben und heute wieder

*ganz gut leben. Das braucht aber auch viel Mut und Konse-
quenz, um sich immer wieder eigenständig seinen Ängsten
zu stellen und diese auszuhalten, bis sie irgendwann weggehen. Wahrscheinlich ist es auch von Person zu Person
unterschiedlich, aber ich halte viel von Desensibilisierung –
sich immer schön langsam, Schritt für Schritt an die angst-
auslösende Situation herantasten und sich immer wieder
weiter vorzutrauen, bis man irgendwann hoffentlich die
Angst besiegt hat.*

*Zum Beispiel einfach mal fünf Minuten alleine rausgehen
für den Anfang. Viel mit Affirmationen[2] arbeiten. Für mich
war das hilfreich. Zu weit sollte man sich aber nicht pushen,
damit man sich nicht in eine Situation bringt, die alles ver-
schlimmert. Im Zweifel rate ich jedoch jedem, sich Hilfe zu
suchen.*

*Ich war am schlimmsten aller Punkte in meinem Leben,
das wünsche ich nicht mal meinem ärgsten Feind. Zum
Glück wurde ich gezwungen, Hilfe anzunehmen. Und jetzt
kann ich behaupten, dass ich wieder ein lebenswertes
Leben führe. Ich wünschte aber, ich hätte es gar nicht so
weit kommen lassen. Das ist mein Appell an alle Leser."*

---

[2] Mehr dazu findest du bei Frage 75

Panikstörung

11. *Was ist eine Panikstörung?*

Eine Panikstörung ist eine Form der Angststörung, die wiederkehrend sogenannte *Panikattacken* auslöst.

Es gibt Menschen, die erleben nur eine einzige Panikattacke in ihrem ganzen Leben und haben dann nie wieder ein Problem damit. Häufiger treten Attacken wiederkehrend auf und es kommt zu einer langfristigen Panikstörung. Was die Attacke nun genau auslöst oder wie sie sich beim jeweiligen Menschen auswirkt, ist von Person zu Person unterschiedlich. Manche Betroffene kennen ihre Trigger (Auslöser) relativ gut, andere wiederum scheinen Attacken aus heiterem Himmel zu erleiden.

Was die Panikattacken jedoch gemeinsam haben, ist, dass sie meist eine gewisse, wenn auch kurze Vorlaufzeit haben, in der noch mit Gegenmaßnahmen reagiert werden kann. Ausgewählte Methoden dazu werden an späterer Stelle besprochen.

Ihren Höhepunkt erreichen die meisten Panikattacken nach ca. zehn Minuten, danach dauert es noch einmal so lange, bis sie wieder vorbei sind. In seltenen Fällen kann eine Attacke aber auch bis zu einer Stunde oder noch länger andauern. Während einer Panikattacke befindet sich der Betroffene in einer Situation, in der er eine mehr oder weniger rasante Steigerung seines Angstzustandes erlebt. Dieser wird von starken körperlichen Symptomen wie Atemnot, Herzrasen, Kopfschmerzen und vor allem auch Todesangst begleitet. Häufig verspüren Menschen, die Panikattacken erleben, auch erst nur die körperlichen Symptome, bevor sie realisieren, dass sie sich inmitten einer Panikattacke befinden. Viele denken, sie hätten eine schwere akute Erkrankung, beispielsweise einen Herzinfarkt oder einen Schlaganfall.

Da Panikattacken normalerweise immer wieder auftreten, leben die meisten Betroffenen in einer ständigen Angst vor der nächsten Attacke. Es kommt zur sogenannten "Angst vor der Angst" und die verstärkt wiederum auch das Risiko, die nächste Panikattacke zu erleiden – und so befinden sich die Betroffenen schnell in einer Abwärtsspirale, die dazu führt, dass es ihnen schlechter und schlechter geht.

Die Angst verleitet in weiterer Folge auch zu einem Vermeidungsverhalten, um Situationen, die in Panikattacken erlebt worden sind, aus dem Weg zu gehen. Das bedeutet in der Praxis oft große Einschränkungen im Alltag und somit einen massiven Verlust von Freiheit und Unabhängigkeit. Die Betroffenen ziehen sich immer weiter zurück und die Gefahr, zusätzlich psychische Erkrankungen wie eine Agoraphobie oder Depressionen zu entwickeln, steigt.

12.

Kannst du uns beschreiben, wie sich eine Panikattacke für dich anfühlt?

Ellie C.

„Das ist eine Frage, die ich wirklich oft gestellt bekomme, wenn jemand herausfindet, dass ich an Panikattacken leide. Das ist gar nicht so einfach zu erklären. Schrecklich fühlt es sich an. Du bist in der Situation davon überzeugt, dass du stirbst. Das ist furchtbar.

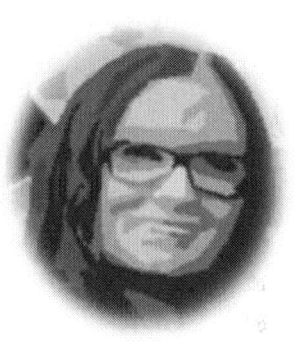

Die beste Beschreibung, die ich bis jetzt gelesen habe, kommt von dem ehemaligen Jupiter-Jones-Sänger Nicholas Müller. Er sagt in einem Interview, eine Panikattacke fühle sich an, als würde man an der obersten Stufe einer hohen Treppe ausrutschen. Man weiß, dass man das wahrscheinlich nicht überlebt, wenn man da jetzt hinunterfällt. Aber im letzten Moment fängt man sich noch. Das Gefühl dieser Schrecksekunde kennt wahrscheinlich jeder Mensch. Und das gedehnt auf eine halbe, dreiviertel Stunde, so fühlt sich *eine Panikattacke an. Ich denke, das fasst das Ganze recht gut zusammen.*

So von den Symptomen her beginnt es bei mir meistens so, dass ich das Gefühl bekomme, als würde ich inmitten eines Tornados aus Reizen stehen. Wenn alles zu laut, zu intensiv, zu grell ist, dann fühle ich mich schnell überfordert und dann kann es sein, dass eine Attacke kommt. Ich spüre dann erst einen Druck im Nacken, dann im Kopf. Ich kann die Dinge um mich nicht mehr richtig wahrnehmen, weil es so viel auf einmal ist und dann geht es los: Mein Herz rast und ich spüre es bis zum Hals schlagen, als würde ich nach einem intensiven Sprint plötzlich stehen bleiben. So geht es dann auch mit dem Atem. Egal wie viel und tief ich einatme, ich habe das Gefühl, als kommt zu wenig Luft in meinen Lungen an. Das verstärkt die Panik, da ich Angst habe, ich müsse ersticken. Also atme ich schneller und natürlich beginne ich automatisch zu hyperventilieren. Auch wenn ich eigentlich weiß, dass ich diese Situation überleben werde, bin ich trotzdem davon überzeugt, dass ich dieses Mal sterben muss. Wenn ich mein Herz so heftig schlagen spüre, kommt der Gedanke, dass mein Blutdruck wahrscheinlich so hoch ist, dass jeden Moment meine Halsschlagader platzt. Ich sehe dann schreckliche Bilder vor meinem inneren Auge. Und dann bin davon überzeugt, dass ich diese Situation nicht überleben kann. Dann fangen meine Hände und Beine zu kribbeln und schließlich taub zu werden an. Dann mein Gesicht. Ich kann einfach nichts mehr machen, außer hoffen, dass die Attacke bald vorbei ist."

13. *Läuft eine Panikattacke bei allen Menschen so ab?*

Ellie C.

„Nein. Es gibt da viele ganz, ganz unterschiedliche Verläufe. Selbst bei mir ist es nicht immer gleich. Was ich gerade beschrieben habe, ist eine richtig starke Panikattacke. Ich habe auch oft weniger schlimme. Häufig schaffe ich es sogar auch, sie rechtzeitig abzufangen, bevor es ganz eskaliert.

Was ich so aus verschiedenen Foren und Gruppen kenne, ist, dass eigentlich alle von Todesangst berichten. Das macht wohl eine Panikattacke aus. Viele haben auch das Herzrasen, Aussetzer oder Rhythmusstörungen. Manche berichten davon, dass sich eine Panikattacke wie ein richtiger Herzinfarkt anfühlt, mit starken Brustschmerzen und Ausstrahlen in den linken Arm. Zähneklappern und Schüttelfrost gibt es auch oder einen starken Druck im Kopf. Aber das Gefühl zu ersticken oder zumindest Probleme mit der Atmung haben die meisten, glaube ich. Wahrscheinlich gibt es ein paar Grundsymptome und der Rest ist von Person zu Person unterschiedlich. Darum ist es auch oft so schwierig, in dem Moment festzustellen, ob man "nur" eine

Panikattacke hat oder etwas anderes. Vor allem die ersten Male."

14. Wie unterscheidet man eine Panikattacke von einem Herzinfarkt?

Ellie C.

„Ja, das ist genau das Problem, das ich vorhin erwähnt habe. Viele Panikattacken ahmen beispielsweise einen Herzinfarkt nach. Wenn ich so etwas zum ersten Mal erlebe, weiß ich ja nicht, was los ist. Aber ich merke, meine Brust brennt, ich habe Herzrasen, ich bekomme keine Luft mehr. Vielleicht strahlen die Schmerzen in den linken Arm aus. Ich habe Panik und Todesangst – wie bei einem Herzinfarkt. Also muss es auch ein Herzinfarkt sein.

Was denn sonst? Ich hätte mir bis zu meiner ersten Attacke gar nicht vorstellen können, dass die menschliche Psyche überhaupt in der Lage ist, solche körperlichen Reaktionen auszulösen.

Und selbst später, wenn man vielleicht sogar schon diagnostiziert ist, zweifeln viele noch an den Ärzten und denken, da gibt es sicherlich eine körperliche Krankheit, die das alles macht. Der Arzt hat sie einfach übersehen.

Mit der Zeit lernt man aber die Symptome deuten und zumindest weiß man im Kopf, was vorgeht. Trotzdem kommt dann aber immer wieder der schlimmste Gedanke von allen: Was, wenn es nun doch ein Herzinfarkt ist und ich ihn als Panikattacke missinterpretiere?"

Es gibt einige Merkmale, die helfen können, eine Panikattacke zu identifizieren. Wahrscheinlich benötigt es einige Zeit der Selbstbeobachtung, bis man diese Merkmale der Attacke an sich wahrnimmt. Möglicherweise laufen deine Attacken auch anders ab, die Angst ist wie gesagt sehr individuell. Aber auf die Mehrheit der Menschen trifft Folgendes zu: Achte auf deinen Herzschlag!

Bei einem Herzinfarkt gibt es häufig längerfristige Vorboten. Zum Beispiel Übelkeit vom Herzen her oder auch ein Unwohlsein, das man so noch nicht kannte. Auch Magen-Darmbeschwerden wie Durchfall. Müdigkeit, sich matt und erschöpft fühlen, Schlafstörungen, Konzentrationsschwierigkeiten, Armschmerzen (vor allem links), leichte Brustschmerzen etc. können Vorzeichen sein.

Bei Frauen sind die Vorboten häufig auch untypisch. Manche berichten von Bauchschmerzen im Oberbauch oder Schwindel, aber auch Schulter- und/oder Kieferschmerzen. Wenn der Herzinfarkt dann aber akut auftritt, treten die Schmerzen in der Brust und alle zusätzlichen körperlichen Symptome meistens gleichzeitig wie aus dem Nichts auf.

Bei der Panikattacke fängt normalerweise das Herz als erstes zu rasen an und die anderen Symptome kommen dann dazu. Das kann auch schnell gehen, aber achte einmal bewusst darauf, ob du das wahrnimmst. Am Ende der Panikattacke beginnt sich zuerst der Herzschlag zu

normalisieren und die anderen Symptome lassen anschlie-
ßend nach, während nach einer überstandenen Episode
von körperlichen Herzproblemen alle Symptome gleichzeitig
weniger werden.

Nach einer Panikattacke fühlen sich die Patienten un-
fassbar erschöpft, nach einem Herzproblem kommt diese
Erschöpfung eher nicht vor. Eine deutlich geringe Erschöpfung nach der Attacke sollte dich dazu veranlassen, zum
Arzt zu gehen und dich untersuchen zu lassen.

Wenn bei Panikattacken das Herz zu rasen beginnt,
dann hat es normalerweise einen schnellen, aber gleich-
mäßigen Rhythmus. Ein Vorhofflimmern löst oft Herzrhythmusstörungen aus. Und damit sind keine einzelnen
„Herzstolperer" gemeint (das kann jeder Mensch haben und
auch während einer Panikattacke vorkommen), sondern ein
konstantes Abwechseln von einem schnellen, langsamen,
aussetzenden, deutlichen und kaum fühlbaren Puls – über
einen längeren Zeitraum hinweg.

Im Zweifel oder wenn du von vornherein Herzprobleme
hast, geh zum Arzt oder lass dich ins Krankenhaus bringen
und untersuchen!

15.

Merkst du schon vorher, dass sich eine Panikattacke anbahnt oder ist sie einfach plötzlich da?

Ellie C.

„Doch, ich merke es. Ich glaube, die meisten Leute spüren etwas, bevor sie eine Panik-attacke haben. Manche erzählen von so einem Kribbeln im ganzen Körper oder Druck im Hals, als hätten sie etwas verschluckt. Oft hört man auch von einem gewissen Druck im Kopf, der auftritt, bevor es losgeht.

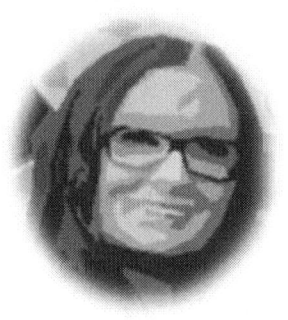

Ich spüre meine Panikattacken erst im Genick, dann baut sich ein Druck im Kopf auf, so als würde jemand von beiden Seiten fest gegen die Ohren drücken. Das ist der Moment, in dem ich noch reagieren kann. Ich suche mir eine Position, in der ich mich sicher fühle. Wenn mein Freund oder jemand, der mir nahesteht, in der Nähe ist, lasse ich mich fest

drücken. Oder ich presse mich mit dem Rücken an eine Wand oder manchmal, wenn ich zu Hause bin, lege ich mich auf den Bauch und versuche so meinen Körper und die Verbindung zu meiner Umwelt bewusst zu spüren. Dabei schließe ich meine Augen und konzentriere mich ganz auf das Gefühl, dass mein Körper irgendwo "angedockt" ist. Gleichzeitig versuche ich es mit Affirmationen. Das bedeutet, dass ich bestimmte positive Sätze immer und immer wieder wiederhole. Ich wende Atemtechniken an, um die Hyperventilation zu verhindern. Außerdem versuche ich, mir so bewusst wie möglich vor Augen zu halten, dass mich die Attacke nicht umbringt. Alles, was gerade passiert und noch passieren wird, findet nur aufgrund der Panikattacke statt und irgendwann ist sie auch wieder vorbei.

Von dem Gefühl im Nacken bis zur Panikattacke geht es schnell. Die Techniken helfen aber auf jeden Fall, da die Attacken meistens nicht mehr so schlimm sind wie früher. Ich glaube, die richtige Einstellung und gut eingeübte Methoden können wirklich dabei helfen, die Intensität der Attacken zu dämpfen.

Mir hilft es schon, dass ich irgendetwas aktiv tun kann und nicht nur alles hilflos über mich ergehen lassen muss. Aber das ist ein Trainingsprozess, der nicht von heute auf morgen sofort funktioniert."

16. Was ist ein Safe Place?

Caro F.

„Ein „Safe Place" ist ein Ort, an dem man sich, wie der Name schon sagt, sicher fühlt. Leider tendieren wir Betroffenen dazu, dass wir Orte meiden, an denen wir schon einmal heftige Angstzustände oder Panikat- 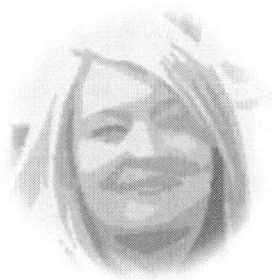 tacken erlebt haben. Das ist auch der Grund, warum manche sich irgendwann gar nicht mehr wirklich aus dem Haus trauen. Aber wir brauchen auch Orte, an denen wir uns sicher fühlen und an die wir uns im Notfall zurückziehen können. An diesen Orten können wir loslassen und leichter entspannen oder auch flüchten, wenn sich wieder die Angst anbahnt. Das hilft ein wenig."

Viele Betroffene sehen ihr Bett oder Schlafzimmer oder auch das ganze Haus als sicheren Platz an. Manche verknüpfen ihren Safe Place mit der Anwesenheit bestimmter Personen, des Partners oder den Eltern. Andere wiederum schaffen es sogar, ihren Safe Place immer im Gepäck, nämlich im Kopf zu haben.

Caro F.

„Ein Bekannter hat mir einmal berichtet, er hat seinen Safe Place am Strand von Costa Rica. Er hat viel mit Visualisierung gearbeitet – das bewusste Einsetzen von Vorstellungskraft – und sich immer an den Strand hinvisualisiert und hat so seine Panikattacken gut in den Griff bekommen.

Ich persönlich fühle mich unter der Dusche ganz wohl. Das ist mein Fluchtplatz, wenn ich merke, es wird wieder einmal zu viel. Das Gefühl vom Wasser, das mich einschließt und auch irgendwie die Geräusche von mir fernhält und der enge Raum, der mich auch optisch abschottet, hilft mir, mich zu beruhigen. Wenn es ganz schlimm ist, mach ich auch sehr gerne das Licht beim Duschen aus – Höhlendusche heißt das.

Eine Bekannte aus der Gruppe hat ihren Safe Place am Parkplatz vor der Notaufnahme. Sie sitzt dort, bereit reinzugehen, wenn sie es nicht mehr aushalten sollte. Das ist vielleicht nicht die Ideallösung, aber sie fühlt sich zwischenzeitlich sicher.

Ob etwas hilft oder nicht, dafür gibt es leider kein Geheimrezept, sondern nur Versuch und Irrtum. Sich Tipps von anderen holen und dann probieren, was einem zusagt und was nicht, ist auf jeden Fall ein guter Weg.“

17. Wie gehst du mit der Angst vor der Angst um?

Ellie C.

„Ich arbeite hart daran gegen diese Angst vor der Angst anzukämpfen. So etwas entsteht einfach. Meistens schon nach dem ersten Mal. Eine Panikattacke ist eines der schlimmsten Dinge, die ich mir überhaupt vorstellen kann. Es ist wie ein qualvolles Sterben, das man aber überlebt. Und wer so eine Erfahrung einmal gemacht hat und weiß, dass sie wieder passieren wird, der hat natürlich Angst.

Was ich definitiv gemerkt habe, ist, dass Panikattacken bei mir seltener auftreten, wenn ich mich nicht noch zusätzlich vor ihnen fürchte.

Aber das hört sich leichter an, als es ist, denn Angst lässt sich nicht einfach per Knopfdruck ausschalten. Es ist ein langer und harter Prozess mit vielen Rückschlägen. Aber mittlerweile wird das Thema zum Glück gut erforscht und es gibt einige Techniken und Therapien und auch Medikamente, die langfristig helfen, die Angst ein wenig unter Kontrolle zu halten. Aber es erfordert auch viel Mut und Selbstdisziplin, jedes Mal aufzustehen und weiterzukämpfen.

Aber natürlich schränkt mich diese "Erwartungsangst" trotzdem weiterhin ein. Ich bin noch lange nicht am Ziel. Außerdem meide ich immer noch bestimmte Situationen ganz

45

instinktiv, in denen schon einmal eine Panikattacke aufgetreten ist. Es gibt Orte in meiner Stadt, die ich nicht mehr betreten kann. Das schränkt mich schon ein, weil ich Umwege zeitlich einplanen muss, wenn ich zu einem Termin muss. Und ich vermeide Situationen, in denen Panikattacken mich oder andere in eine echte Gefahr bringen könnten, wie Autofahren oder allein mit den Kindern an Orte gehen, wo kaum Menschen vorbeikommen. Wandern zum Beispiel. Ich gehe auch nicht in Gewässer schwimmen, in denen ich nicht stehen kann. Aber das sind noch Baustellen, die ich auch irgendwann überwinden werde. Ich umgebe mich viel mit Menschen, die mir Mut machen.

Mein großes Ziel ist es, alles tun, um zu verhindern, dass ich vor lauter Angst eines Tages das Haus nicht mehr verlassen kann. Und für meine Kinder."

Agoraphobie

18. Was unterscheidet die Agoraphobie von den anderen Angststörungen?

Die Agoraphobie ist die zweithäufigste Angststörung im deutschsprachigen Raum. Sie beschreibt die „Angst vor öffentlichen Plätzen" und scheint in gewisser Weise Parallelen zur sozialen Phobie aufzuweisen. So umfasst die Agoraphobie vor allem auch die Angst vor peinlichen Situationen im öffentlichen Raum. Grundsätzlich haben Menschen, die nur an Agoraphobie leiden, aber nicht primär Angst vor sozialen Kontakten.

Die Agoraphobie bezeichnet neben der Angst vor öffentlichen Plätzen, vor Menschenansammlungen oder Situationen, in denen sich die Betroffenen gefangen fühlen und aus denen sie nicht einfach entkommen können. Das kann wie gesagt der öffentliche Raum sein, aber auch beispielsweise ein Autobus, ein Zug oder Flugzeug.

Genauso furchteinflößend wirken auf Betroffene auch abgelegene Orte, an denen sie ganz alleine sind. Auch das kann das Gefühl auslösen, "gefangen" zu sein, wenn auch nicht räumlich.

Betroffene haben Angst, an abgelegenen Orten in problematische Situationen zu geraten, ohne dass jemand da ist, der hilft. Solche Situationen wären beispielsweise Panikattacken. Deshalb entstehen Agoraphobien auch häufig aus Panikstörungen heraus.

Die häufigsten Symptome sind wieder die typischen Angstreaktionen. Oft wird auch von einer Benommenheit und getrübter Wahrnehmung der Umgebung berichtet – die Welt herum fühle sich unreal an. Betroffene wollen aus den Situationen fliehen, denn sie haben das Gefühl, diese nicht zu ertragen. Es kann zu körperlichen Reaktionen wie Atemnot oder Brustschmerzen kommen und das kann sich schließlich tatsächlich zur Panikattacke steigern. Diese befeuert dann wiederum die Agoraphobie, denn Angst vor der Angst erfüllt sich schließlich.

19. Agoraphobie mit Panikstörung. Wie erlebst du deine Erkrankung?

Simone D.

„Ich lebe wegen der Agoraphobie wieder bei meiner Mutter. Es ist nicht nur so, dass ich kaum raus kann, ich halte es auch nicht aus, allein zu sein.

Meine große Angst ist, dass ich eine Panikattacke haben könnte und niemand da ist, der mir irgendwie beisteht.

Ich habe die Agoraphobie schon als Teenager entwickelt. Damals hatte ich ein paar heftige Panik-attacken in der Öffentlich-keit. Einmal beim Einkaufen, in der Schule, im Bus am Heimweg, 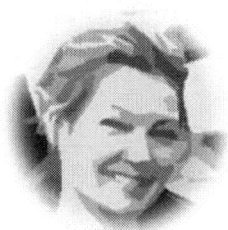 *als ich mit Freunden unterwegs war … Ich bin jedes Mal im Krankenhaus gelandet und irgendwann habe ich mich dann nicht mehr wirklich rausgetraut. Ich habe die Schule pausiert und alles gemieden, was ich als Auslöser für meine Panikattacken im Verdacht hatte.*

Es ging dann relativ schnell, dass ich mich nicht mehr aus der Wohnung meiner Eltern getraut habe. Wenn ich nur einen Schritt aus der Tür gegangen bin, fing ich bereits zu hyperventilieren an, hab gezittert, mich sogar übergeben. Dieser extreme Zustand hat über ein Jahr angehalten. Da-nach habe ich mich wieder Schritt für Schritt zurückge-kämpft. Es war ein harter Weg mit vielen Rückschlägen. Mit Therapie, Tabletten und allem erlebte ich schlimmere und bessere Zeiten.

Mit zwanzig war es richtig gut, bin sogar nach Wien stu-dieren gegangen. Ich bin von zu Hause ausgezogen und hatte eine eigene Wohnung gemietet. Leider habe ich es nicht lange alleine ausgehalten und so hatte ich immer wie-der Zweckbeziehungen mit Männern, die bei mir einge-zogen sind. Teilweise waren das wirklich schreckliche und unangenehme Typen, die oft viel zu grenzüberschreitend waren, als mir lieb war. Ich habe sie und ihre Spielchen aber akzeptiert, nur um nicht allein sein zu müssen. Meine Angst wurde mit der Zeit wieder schlimmer. Eines Tages hat meine Mutter dann eingegriffen und mich wieder heimgeholt. Das war dann meine Rettung.

Aber natürlich kann meine Mutter auch nicht immer um mich sein und sich um mich kümmern. Sie arbeitet ja noch und hat auch ein eigenes Leben zu führen. Dafür habe ich jetzt einen Hund. Einen großen Schäferhund. Auch wenn er kein Mensch ist, gibt er mir doch viel Sicherheit und das Gefühl, nicht allein zu sein. Gemeinsam mit meiner Mutter kann ich mittlerweile sogar eine kleine Runde mit dem Hund spazieren gehen.

Diese Agoraphobie und die Panikattacken haben mir so viel Lebenszeit und Lebensqualität gestohlen. Jetzt habe ich das Gefühl, alles verpasst zu haben, was für meine Jugend wichtig gewesen wäre. Alles nur, weil ich so viel Angst davor habe, rauszugehen und allein zu sein.

Okay, ich habe es akzeptiert, dass ich eine Krankheit habe. Aber selbst in meinem Zustand könnte ich wahrscheinlich mehr schaffen. Ich bin einfach zu paralysiert. Es gibt Tage, da komme ich nicht mal aus dem Bett. Wenn ich meine Mutter nicht hätte, die sich um mich kümmert, gäbe es mich wahrscheinlich schon gar nicht mehr."

DU erzählst

20.

Was ist deine Rolle: Bist du Betroffene/r, Angehörige/r, oder hast einfach nur Interesse?

_____

_____

_____

_____

_____

_____

_____

_____

_____

_____

_____

_____

_____

_____

21. Wovor hast du am meisten Angst?

_____

_____

_____

_____

_____

_____

_____

_____

_____

_____

_____

_____

_____

_____

22. Welche anderen Ängste prägen deinen Alltag?

_____

_____

_____

_____

_____

_____

_____

_____

_____

_____

_____

_____

_____

23.

Kannst du den Situationen leicht aus dem Weg gehen, die deine Angst auslösen?

_____

_____

_____

_____

_____

_____

_____

_____

_____

_____

_____

_____

_____

24.

Schränkt dich deine Angst im alltäglichen Leben ein? In welchen Lebensbereichen?

_____

_____

_____

_____

_____

_____

_____

_____

_____

_____

_____

_____

_____

25.

Hattest du schon einmal eine Panikattacke? Wenn ja, welche Symptome hattest du?

26. Kennst du das Gefühl der „Angst vor der Angst"? Weißt du, ob es Gründe/ Situationen gibt, die sie auslösen?

_____

_____

_____

_____

_____

_____

_____

_____

_____

_____

_____

_____

_____

_____

27.

Kennst du andere Menschen, die Probleme mit krankhafter Angst haben? Wie gehen sie mit der Angst um?

_____

_____

_____

_____

_____

_____

_____

_____

_____

_____

_____

_____

_____

Wie geht es nun weiter, wenn du ernsthaft vermutest, an einer Angststörung zu leiden?

Im Idealfall suchst du einen Arzt oder Therapeuten auf, der dir Gewissheit über deine mögliche Erkrankung gibt.

Falls du noch nicht dazu bereit bist – und häufig ist gerade bei psychischen Erkrankungen die Hemmschwelle der Betroffenen, sich Hilfe zu suchen, recht groß – gehe einfach nach dem Schema dieses Buches vor. Alle Informationen und Aufgaben sind aufeinander abgestimmt und in einer bewusst so gewählten Reihenfolge um dir möglichst viel Information und Nutzen mitzugeben. Damit fällt es dir dann leichter deine zukünftigen Schritte zu planen.

Medizinische Abklärung und Ausschluss anderer Erkrankungen

„Das Gehirn ist so stur, aber es lässt sich umpolen."

28. Warst du schon beim praktischen Arzt?

Aufgabe: Lass dich körperlich durchchecken, um physische Erkrankungen auszuschließen

Solltest du häufiger an Angstreaktionen leiden, kennst du wahrscheinlich schon eine große Bandbreite von leichten bis zu den heftigsten Symptomen.

Hast du schon einmal eine echte Panikattacke erlitten? Dann warst du deshalb vermutlich bereits beim Arzt oder sogar im Krankenhaus. Oft wird bei diesen Untersuchungen nichts Körperliches gefunden und der Patient wird unverrichteter Dinge wieder nach Hause geschickt.

Wichtig ist es dennoch, dass du untersucht wirst, denn alle typischen, vermeintlichen „Angstreaktionen" wie Schweißausbrüche, Schwindel, Bluthochdruck, konstante Nervosität und leichtere Symptome müssen nicht immer nur psychischer Natur sein, sondern können auch körperliche Ursachen haben. Und genauso können auch echte Panikattacken aufgrund von Herzrhythmusstörungen oder im Zusammenhang mit Schilddrüsenerkrankungen auftreten.

Um das abzuklären und auch um dir selbst etwas Angst vor körperlichen Störungen zu nehmen, solltest du dich bei deinem praktischen Arzt oder im Krankenhaus durchchecken lassen. Vorsorgeuntersuchungen eignen sich hervorragend für solche Angelegenheiten, vor allem, wenn du noch nicht dazu bereit bist, professionelle Hilfe auf psychologischer Ebene in Anspruch zu nehmen.

Leider berichten viele Betroffene mitunter von Misstrauen den Ärzten gegenüber. Das scheint insbesondere bei generalisierten Angststörungen gehäuft aufzutreten. Wenn Betroffene zum Arzt gehen und dieser ihnen mitteilt, sie wären körperlich gesund, können sie das nicht annehmen. Sie haben Angst vor Fehldiagnosen und halten sich weiterhin für körperlich krank. Die Tendenz geht in diesem Fall in Richtung der Hypochondrie. Gerade Personen, die an übersteigerter Angst vor Krankheiten und dem Tod leiden, sind oft davon betroffen.

HAB VERTRAUEN in das Wissen der Ärzte! Im Zweifel kannst du dir immer eine zweite oder sogar dritte Meinung einholen. Aber wenn diese alle zu demselben Ergebnis kommen, solltest du davon ausgehen, dass dieses stimmt und deine Beschwerden tatsächlich nicht körperlich sind.

Wenn du in deiner Erkrankung weiterkommen und den nächsten Schritt gehen möchtest, nimm diese Chance wahr und zwing dich, zu vertrauen. Die Verbesserung deines Lebens ist ein Prozess und niemand kann diesen Weg für dich gehen, außer du selbst.

29. Dr. Google – Segen, Fluch ... oder Trigger?

Wie praktisch – ein Klick und schon weißt du alles, was du wissen musst.

Doch die folgende Mahnung kennst du vermutlich nur zu gut. Und dennoch wiederhole ich sie an dieser Stelle: Google keine Symptome! Poste keine medizinischen Fragen zu Symptomen in Foren oder Gruppen und stelle keine Ferndiagnosen zu gesundheitlichen Problemen anderer. Es sei denn, du bist selbst Mediziner(in). Empfiehl den Hilfesuchenden stattdessen immer einen Arztbesuch. Auch wenn es mehr Aufwand bedeutet und länger dauert zum Arzt zu gehen, bekommst du dort eine verlässliche Antwort.

Was passiert nämlich im Gehirn, wenn du online nach deinen Symptomen suchst? Grundsätzlich beginnst du ja erst dann zu recherchieren, wenn du beunruhigt bist. Einem normalen Schnupfen, den du immer wieder hast und gut kennst, einer kleinen Verletzung oder blauen Flecken, die dir egal sind, wirst du nicht die Aufmerksamkeit zukommen lassen und online darüber recherchieren.

Kennst du den Begriff der "Self-Fulfilling Prophecy"? Das ist die Sich-selbst-erfüllende-Prophezeiung. Du gehst mit einer bestimmten Erwartungshaltung an etwas heran und setzt unterbewusst alles daran, um deine Erwartung zu erfüllen. Wissenschaftler kämpfen oft mit diesem Problem – es kann passieren, dass sie ihre Experimente oder Fragestellungen unbewusst manipulieren, um zu einem bestimmten Ergebnis zu kommen, wenn sie ein bestimmtes Ergebnis erwarten. Du machst das auch – ständig. Zum Beispiel suchst du im Internet nach einem Symptom, denn du machst dir Sorgen, dass es eine Erkrankung als Ursache haben könnte. Nun wirst du unterschiedliche Dinge finden, von "Es ist gar nichts", bis hin zu lebensbedrohlichen Erkrankungen. Da du ja besorgt bist, filtert dein Gehirn unterbewusst alle Suchergebnisse, die deine Symptome kleinreden, heraus. Die würden deiner Einstellung ja widersprechen und das, was das Unterbewusstsein nicht kann, ist objektiv zu bleiben. Instinktiv suchst du also nur nach Ergebnissen, die deine Befürchtungen bestätigen oder sogar noch verschlimmern. Das ist einfach so, denn dein Unterbewusstsein sucht immer nach Bestätigung.

Dasselbe gilt, wenn du Fragen zu Symptomen in Foren oder Gruppen postest. Wenn jemand antwortet, "Das ist nichts", lässt du dich dadurch nicht beruhigen. Denn nach Beruhigung sucht dein Unterbewusstsein nicht. Im Gegenteil, du wirst dir eher denken, "Der kennt sich da doch gar nicht aus!" oder „Die nehmen mich nicht ernst." Wenn jemand schreibt – "Das ist sicher XY, das könnte richtig gefährlich sein", wird dein Unterbewusstsein zufriedengestellt. Gleichzeitig steigert sich aber deine Angst vor XY und die Symptome verschlechtern sich.

Nur rationales Denken kann hier zielführend sein. Und das schaffst du nur mit bewussten Entscheidungen (dazu später) oder wenn du deine Sorgen mit einem oder mehreren Ärzten besprichst. Das Unterbewusstsein akzeptiert normalerweise ärztliche Expertisen als der eigenen Einstellung höherwertig und kann somit eine Diagnose, die nicht so schlimm ist wie befürchtet, besser akzeptieren.

30. Gibt es körperliche Erkrankungen, die Panikattacken und Ängste auslösen?

Im Unterschied zu den beschriebenen Angststörungen, die körperliche Symptome auslösen, gibt es auch den umgekehrten Weg: Bestimmte körperliche Erkrankungen können Angstsymptome und Panikattacken hervorrufen.

Dies betrifft vor allem Herzerkrankungen, Atemwegs- oder Schilddrüsenerkrankungen, aber auch Nervenerkrankungen im Gehirn. Im Normalfall ist eine körperliche Erkrankung im Vorfeld bekannt und wird dann auch vorrangig behandelt. Die Angst wird dabei leider nur als Nebenerkrankung gesehen und oft vernachlässigt. Das ist jedoch genauso fatal, denn diese Angst ist für den Betroffenen ebenso real und bedrohlich wie jene, die aus psychischen

Ursachen heraus entsteht. Das Problem dabei ist aber, dass Herz- oder Lungenpatienten eben ausschließlich von Spezialisten behandelt werden und die natürlich selten über ihr Spezialgebiet hinausblicken. So bekommen Betroffene meistens nur dann auch auf psychischer Ebene Unterstützung, wenn sie sich selbst darum bemühen. Leider erkennen aber viele Patienten gar nicht, dass ein Großteil ihres Leidens auf psychischer Ebene stattfindet, da ihr Hauptaugenmerk naturgemäß auf der körperlichen Erkrankung liegt. Eine Panikattacke bei bestehenden körperlichen Erkrankungen sollte immer vom Notarzt oder im Krankenhaus abgeklärt werden.

31. Welche Krankheiten gehen häufig mit Angststörungen einher?

Bei chronisch verlaufenden Angststörungen (die in diesem Zusammenhang als „Grunderkrankung" oder „Indexerkrankung" bezeichnet werden) entwickeln sich neben einzelnen Diagnosen oft noch zusätzlich weitere Erkrankungen (die dann als „Begleiterkrankungen" oder „Komorbiditäten" bezeichnet werden). Beispielsweise kann aus einer generalisierten Angststörung eine Panikstörung oder umgekehrt entstehen. Sehr häufig entwickeln Personen mit generalisierter Angst- oder einer Panikstörung mit der Zeit auch zusätzlich eine Agora- oder soziale Phobie.

Aber auch andere psychische Erkrankungen wie *somatoforme* und *affektive* Störungen treten in Verbindung mit Angststörungen gehäuft auf.

Somatoforme Störungen sind gemeinhin besser als psychosomatische Erkrankungen bekannt. Dabei empfinden Betroffene Schmerzen, die keiner körperlichen Ursache zurechenbar sind oder es kommt zu Verdauungs- und Kreislaufproblemen. Sogar Herzbeschwerden können somatoform sein.

Mit *affektiven Störungen* sind in diesem Zusammenhang vorrangig Depressionen gemeint. Auch sie treten häufig parallel zu Angststörungen auf, können sogar ursächlich sein oder aber auch durch die Angststörung selbst ausgelöst werden.

Auch Suchterkrankungen entstehen leider viel zu häufig im Zusammenhang mit Angststörungen. Im Jahr 2015 gab es in Deutschland bis zu 1,6 Millionen Menschen, die schlaf- und beruhigungsmittelabhängig waren.[3] Alle untersuchten Medikamente enthielten den Wirkstoff *Benzodiazepine*, der unter anderem eben bei Angststörungen verschrieben wird

---

[3] Deutsches Ärzteblatt, DÄ 1/2015, 4.

und stark abhängig machen kann. Zwei Drittel aller beruhigungs- und schlafmittelabhängigen Personen sind Frauen. Männer tendieren verstärkt zum Alkoholmissbrauch.

Ali S.:

„Das erste, was ich mache, wenn ich von der Arbeit heimkomme ist, mich auf die Couch zu werfen und mich zu betrinken. Ich muss einfach aus der Realität flüchten, weil ich das alles so sehr hasse. Mein Leben, die Angst, alles! Ich hasse es auch, dass ich trinke. Aber ich muss das einfach irgendwie betäuben!"

Es gibt aber natürlich auch Komorbiditäten (zusätzliche Krankheiten), die unabhängig von der Grunderkrankung auftreten. Zum Beispiel kann bei einer Person mit einer Angststörung auch Arthritis diagnostiziert werden. Diese Erkrankung wird dann ebenfalls als Komorbidität bezeichnet, hängt aber nicht unbedingt mit der Grunderkrankung zusammen.

32. Warum will ich nicht zum Arzt gehen?

Manche Betroffene leiden jahrelang unter ihren Ängsten, bis sie sich endlich Hilfe suchen. Der Grund kann manchmal schlichtweg Scham sein. Viele haben Angst davor, mit einer psychischen Erkrankung diagnostiziert zu werden, da sie soziale Ausgrenzung oder schlimme Konsequenzen für ihr Familien- und Arbeitsleben befürchten.

Manche wollen sich aber auch selbst nicht damit abfinden, an einer Angststörung zu leiden und verleugnen diese über einen langen Zeitraum selbst, indem sie sich nur auf die körperlichen Symptome konzentrieren. Einige wandern von einem Arzt zum nächsten, werden von einem Spezialisten zum anderen überwiesen und bekommen doch keine Diagnose.

Warum das so ist, hat meist zweierlei Gründe. Erstens wird die psychische Komponente der Erkrankung vom Betroffenen selbst verdrängt und demnach auch der Arzt darüber nicht in Kenntnis gesetzt. Wer dem Arzt nur von Atembeschwerden berichtet, wird zunächst zum Lungenarzt weiterüberwiesen. Zweitens reagieren Menschen in der Verleugnungsphase sehr selektiv auf Diagnosen, ähnlich dem Phänomen, das in einem der Vorkapitel besprochen wurde. Wenn der Facharzt nun eine Diagnose stellt, die dem

Unterbewusstsein zu sehr widerspricht, geht der verleug-
nende Patient zuerst von einer Fehldiagnose aus und lässt
sich möglicherweise von einem anderen Arzt erneut untersuchen, der wieder zu keinem Ergebnis kommt. Dieser Prozess kann dauern, weshalb eine Angststörung in manchen
Fällen lange Zeit nicht diagnostiziert wird.

Die Angst davor zu einem Arzt zu gehen, kann aber auch
in der Angststörung selbst begründet sein. Es gibt Personen, die ganz speziell an einer "Angst vor Krankheit" leiden.
Diese Personen meiden mitunter den Arzt aus Angst, er
könnte eine schwere Krankheit feststellen.

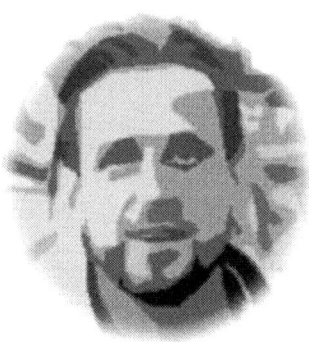

Willy T.

*„Es ist so unglaublich
schade, dass manche
Menschen so viel Angst
davor haben, zum Arzt zu
gehen. Dass sie es nicht
mal wirklich versuchen.
Ich hab' das selbst mitge-
macht und mit dem Wis-
sen von heute würde ich viele Dinge anders angehen. Die
Angst geht nicht von selber weg und wenn du nicht ernsthaft
versuchst, etwas dagegen zu unternehmen, dann hast du
keine Chance, die Angst loszuwerden. Bei mir ist es wirklich
bis zum Äußersten gegangen und es ist reines Glück, dass
ich heute noch da bin. Ich hätte mir so viel ersparen können,
wenn ich einfach rechtzeitig etwas getan hätte.*

Das Gehirn ist so stur, aber es lässt sich umpolen. Nimm dir Zeit und such' dir Hilfe und Unterstützung. Und trau dich einfach mal was. Auch wenn du dich pushen musst, als würde dein Leben davon abhängen. Es kann eh nicht schlimmer, nur besser werden. Und heute lebe ich wieder gerne!"

33. Wie gehe ich mit einer Diagnose um?

Dass viele Menschen Probleme haben, sich zum ersten Mal mit einer psychischen Erkrankung diagnostizieren zu lassen, wurde bereits erwähnt. Es ist in erster Linie der Stempel der Gesellschaft, des Umfelds und jener, den man sich selbst aufdrückt. Dazu kommt die Sorge, es mit etwas „Unsichtbarem" und somit Unberechenbarem zu tun zu haben.

Nur du selbst weißt, an welchem Punkt deines Weges du gerade stehst. Hast du bereits eine oder mehrere Diagnosen? Oder stehst du erst ganz am Anfang und hast nur die Vermutung, dass etwas vielleicht nicht stimmen könnte?

Oft ist auch die Angst vor der Diagnose ein Grund dafür, nicht zum Arzt zu gehen. Eine Diagnose kann niederschmetternd sein. Vor allem Diagnosen von psychischen Erkrankungen treffen uns besonders hart, da diese noch gesellschaftlich tabuisiert sind. Wir fühlen uns „anders" und ausgeschlossen. Das kann die Angst noch zusätzlich befeuern. Viele Betroffene durchlaufen nach der Diagnose regelrechte Phasen von Leugnen, Wut, Trauer, Depression, aber irgendwann kommt die Akzeptanz – nicht unbedingt die Akzeptanz der Angst, aber zumindest die Akzeptanz der Diagnose und erst dann kann sich der Patient neu ausrichten.

Versuche also als ersten Schritt, die Diagnose zu akzeptieren, gestehe dir dabei aber auch die Zeit zu, die du brauchst. Selbstzweifel, Trauer und Wut sind in dieser Phase normal, müssen aber auch nicht zwingend auftreten.

Eine Diagnose kann für manche nämlich auch ein großer Befreiungsschlag sein, denn endlich weiß der Patient, was los ist. Viele Menschen, die an Angst- oder Panikstörungen leiden, durchlaufen vor ihrer Diagnose eine endlose Odyssee von körperlichen Untersuchungen aller Art, die meistens ohne Ergebnis verlaufen. Es gibt Betroffene, die auf Verdacht vorsorglich Medikamente verschrieben bekommen, die sie vielleicht gar nicht benötigten. Klarheit ist wichtig, wenn du leidest! Denn nur so kannst du Schritte in die richtige Richtung gehen.

34. Kann ich trotz Diagnose noch weiter arbeiten gehen? Was ist, wenn ich gekündigt werde?

Muss dein Arbeitgeber über deine Angststörung informiert werden? Im Grunde ist es wie mit jeder anderen Erkrankung auch, du *musst* niemandem etwas sagen. Wenn du deine Arbeit weiter verrichten kannst, ist das ohnehin kein Thema. Es gibt Betroffene, die in ihrer Arbeit hervorragend „funktionieren" und andere, bei denen kleinste Aufgaben zu großer Überforderung führen.

Wichtig ist nur, dass du ehrlich zu dir selbst bist. Trägst du in deiner Arbeit große Verantwortung, solltest du wirklich gut in dich gehen, ob du denn überhaupt in der Lage bist, diese zu tragen. Du darfst keine anderen Personen wissentlich in Gefahr bringen! Als Beispiel, wenn du als Busfahrer arbeitest und weißt, dass beim Autofahren Panikattacken auftreten können, musst du dir über die Tragweite deiner Erkrankung im Klaren sein und möglicherweise selbst die Notbremse ziehen. Ein Unfall, ausgelöst durch eine Panikattacke, könnte in einem solchen Fall sogar strafrechtliche und/oder schadenersatzrechtliche Konsequenzen haben.

Vergiss nicht, dass du dich von deinem Arzt auch krankschreiben lassen kannst, wenn es nicht mehr geht. Vielleicht hilft dir eine kleine Auszeit-Insel auch schon wieder ein Stück weiter oder zumindest verschafft sie dir Freiraum, um zukünftige Entscheidungen leichter überdenken zu können.

Natürlich ist die Angst vor dem Jobverlust eine zusätzliche Belastung. Betroffene haben oft die Sorge, dann noch zusätzlich als arbeitslos abgestempelt zu werden oder das letzte Stück Normalität zu verlieren. Ja, diese Sorgen sind verständlich. Dennoch solltest du gnadenlos ehrlich zu dir selbst sein. Tut dir das, was du tust noch gut? Oder schadet es dir mehr, als es hilft? Arbeitslos zu werden bedeutet nicht gleich die gesamte Existenz zu verlieren. Wir sind im deutschsprachigen Raum in der glücklichen Lage, uns auf viele soziale Fangnetze für solche Situationen verlassen zu können.

Wenn du nun tatsächlich gekündigt wirst oder selbst kündigst, weil du deine Leistung nicht mehr erbringen kannst, sei dir bewusst, dass „arbeitslos" an sich – abgesehen von der finanziellen Situation – ein neutraler Zustand ist. Die emotionale Bedeutung des Wortes „arbeitslos" gibst du ihm selbst.

Wir sind seit Kindesbeinen an darauf gedrillt worden, dass es eine der Hauptpflichten des Erwachsenenlebens ist, einen sicheren Job zu haben. Wir wurden zu Leistung erzogen und fühlen uns als Versager und nutzlos, wenn wir sie nicht erbringen (können). Und das Schlimmste ist, viele von uns bemessen den eigenen Selbstwert an der Höhe des Einkommens, das wir erwirtschaften. Doch das ist alles nicht „real", sondern nur das, was die Gesellschaft uns von

Anfang an vermittelt hat. Was wir uns im Leben wirklich wünschen, ist Gesundheit!

Und wenn es nun für dich an der Reihe ist, Pause zu machen, dann lass es zu! Wenn du aber merkst, dass die Arbeit das ist, was dir Kraft, Halt und Mut gibt, dann setze alles daran, sie zu behalten. Nur deine Gesundheit sollte in dieser Situation deine Entscheidungen betreffen, nicht gesellschaftliche Erwartungen.

35. Wie gehst du mit der Angst vor körperlichen Krankheiten um?

Sandra L.

„Ich mache mir ständig Sorgen um Dinge, auf die ich in Wirklichkeit keinen Einfluss habe und das ist schon sehr schlimm. Eines davon ist die Angst vor Krankheit. Irgendwie nimmt das einen ziemlich großen Teil meines Lebens ein. Es belastet

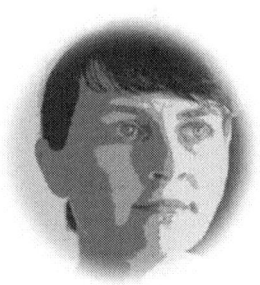

mich stark, denn alles, was ich habe, jeder Schmerz, wenn es nur wo zwickt ...

Manchmal treiben mich blaue Flecken fast in den Wahnsinn, wenn ich mich nicht erinnern kann, woher ich sie habe. Ich male mir immer gleich das Schlimmste aus. Auch bei

Kleinigkeiten – und auch wenn mein Kopf weiß, dass das eigentlich nichts Gefährliches sein kann – irgendwie habe ich immer das Gefühl, dass ich ernsthaft krank bin.

Und dann kommt so eine Verzweiflung hoch und ich beginne zu weinen und kann nicht mehr aufhören. Irgendwie ist immer irgendwas.

Das Problem ist eben, ich schäme mich dann, zum Arzt zu gehen. Ich war schon so oft wegen "Nichts" dort und ich fühle mich irgendwie so dumm und jämmerlich und mache mir dann darüber Gedanken, was der Arzt von mir denkt. Ich weiß, dass es lächerlich ist und dass es mir egal sein müsste. Das ist es aber nicht. Es quält mich, was der Arzt über mich denken könnte. Und darum will ich gar nicht hingehen. Aber auf der anderen Seite habe ich so Angst davor, dass ich eine lebensbedrohliche Krankheit haben könnte und dass sie immer schlimmer wird, wenn ich nicht zum Arzt gehe. Aber irgendwie habe ich auch Angst davor, dass der Arzt wirklich etwas finden könnte. Krebs oder so. Ich wüsste gar nicht, wie ich mit so was umgehen sollte.

Und dieses Gedankenkarussell dreht sich und dreht sich und meistens kann ich dann nur weinen und mich ärgern und schließlich gar nichts tun und wieder drüber nachdenken. Es ist ein furchtbares Dilemma. Und für jemanden, der dies liest, klingt das sicher verrückt. Aber das ist einer meiner täglichen Kämpfe. Aber ich arbeite an mir und so schnell gebe ich nicht auf. Mein wichtigstes Ziel ist, dass ich die Angst nicht mehr mein Leben beherrschen lasse."

36.

Bist du schon einmal ins Krankenhaus gefahren, da du deine Panikattacke als eine akute schwere Krankheit missinterpretiert hast?

Ellie C.

„Oft sogar. Beim ersten Mal war ich mir ganz, ganz sicher, dass ich einen Herzinfarkt hatte. Wirklich, ich hatte schlimme Brustschmerzen, Ausstrahlen in den linken Arm, ich bekam keine Luft mehr. Natürlich Panik. Das hätte jeder, wenn er denkt, er stirbt jetzt. In der Situation war mir einfach nicht klar, dass es sich um eine Panikattacke handelte. Ich dachte einfach, ich habe einen Herzinfarkt und ich muss jetzt sterben.

Ja, man weiß es einfach nicht. Andere haben diese Schmerzen, fahren ins Krankenhaus und haben dann wirklich einen Herzinfarkt. Auch wenn ich weiß, dass meine Panikattacken das oft "imitieren" – was passiert, wenn ich wirklich einen Infarkt habe und ich denke, dass es „nur" eine Panikattacke ist und nicht ins Krankenhaus fahre?

Irgendwie kommt man sich dann schon komisch vor, wenn man nach all den Untersuchungen, EKG und so gesagt bekommt: Sie haben nichts, Sie sind gesund."

37. Wann kam der Punkt, an dem du für dich entschieden hast, dass du eine Psychiatrie aufsuchst?

Olivia H.[4]:

„Ich hatte seit Jahren Panikattacken und bei jeder einzelnen Attacke hatte ich große Angst, dass ich daran sterbe. Leider hatte ich auch eine gewaltige Angst vor Ärzten und Medikamenten. Daher habe ich gedacht, wenn ich alles lese und lerne, was ich über meine Krankheit finde, schaffe ich es, sie irgendwie unter Kontrolle zu bringen. Ich habe gefühlt jede Technik erlernt und jedes Buch gelesen. Aber es wurde immer schlimmer, bis die Angst zu sterben plötzlich nicht mehr da war, ganz im Gegenteil …

Ich hatte Tage, da erlebte ich zwanzig Panikattacken hintereinander und meine dunklen Gedanken darüber, wie ich dem ein Ende setzen konnte, dominierten die Zeiten, in denen es mir „gut" ging. Es dauerte eine Zeit lang, bis ich das

---

[4] Name geändert.

wirklich realisiert hatte, dass ich nur noch an die letzte Option dachte. Das war dann der Punkt, an dem ich mich überwand und mich selbst einweisen ließ. Mir wurden Depressionen diagnostiziert, die die Panikattacken auslösen würden. Ich dachte immer, es ist umgekehrt, also glaubte ich den Ärzten nicht. Für mich war es logisch, dass die Depressionen wegen den Attacken kamen, nicht umgekehrt. Doch trotzdem nahm ich die Antidepressiva, die sie mir verschrieben. Und nach ein paar Wochen halfen sie tatsächlich. Die Attacken waren weg.

Seither nehme ich Medikamente. Ich habe mehrfach versucht, sie auszuschleichen oder einfach so abzusetzen, aber jedes Mal kam die Depression und mit ihr die Panik wieder zurück. Also arrangierte ich mich damit. Mittlerweile machen mir die Medikamente auch keine Angst mehr. Selbst wenn ich ein paar Jahre früher sterben würde deswegen, so ist es auch ok. Dafür lebe ich ein jetzt halbwegs normales Leben und dafür bin ich dankbar."

Finde deinen Trigger

„Je häufiger ich rausgehe und diese Situationen meistere, umso leichter fällt es mir."

38. Was ist ein Trigger?

Das Wort „Trigger" hört man im Zusammenhang mit Angststörungen immer wieder, aber auch mit anderen psychischen Erkrankungen, wie z. B. einer posttraumatischen Belastungsstörung. Oftmals liest man vor bestimmten Artikeln in Zeitungen, Blogs oder Nachrichten – speziell vor Berichten zu Suiziden – das Wort „Triggerwarnung". Was bedeutet das?

„Trigger" ist ein englisches Wort und bedeutet übersetzt „Auslöser". Beispielsweise wird der Abzug einer Waffe auch als „Trigger" bezeichnet. Diese Auslöser sind Reize, die ganz spezielle Reaktionen hervorrufen. Im Kontext mit Angst oder Traumata können Trigger das innerliche erneute Durchleben einer traumatischen Situation oder das Einleiten einer Angst- oder Panikattacke hervorrufen.

Ein Trigger kann im Prinzip alles sein. Ein Ort, ein Gegenstand, Gefühle, Geräusche, Uhrzeiten, sogar einzelne Menschen oder bestimmte Situationen.

Bei spezifischen Phobien sind die Trigger am einfachsten zu erkennen. Menschen, die von einer solchen Phobie betroffen sind, kennen ihre Angstauslöser sehr genau und wissen meistens auch, wie sie sie vermeiden oder umgehen können.

Das ist im Grunde aber auch nicht hilfreich, denn dieses Vermeidungsverhalten führt dazu, dass die Aufrechterhaltung der Angst gefördert wird und dem Trigger noch mehr Wertigkeit und Macht zugestanden wird, als er ohnehin schon hat.

Doch wenn jemand seinen Trigger kennt, hat er den Vorteil, auch damit arbeiten und ihn im besten Fall unschädlich machen zu können. In der Verhaltens- und Konfrontationstherapie werden damit erstaunliche Erfolge erzielt.

Aber nicht nur Menschen mit spezifischen Phobien haben Trigger, auch Betroffene von generalisierten Angststörungen oder Panikattacken. Nur sind diese nicht immer auf den ersten Blick erkennbar. Es kommt sogar häufig vor, dass ein Zusammenhang zwischen dem Auftreten einer Panikattacke und einem bestimmten Trigger für den Betroffenen nicht offensichtlich ist. Dann spielt sich der ganze Prozess nur im Unterbewusstsein ab.

Wissenschaftlich umstritten ist, ob Panikattacken auch ganz ohne Trigger auftreten können. Viele Betroffene erleben, dass Panikattacken wie aus dem Nichts auftauchen, völlig unabhängig davon, was gerade zuvor passiert ist oder wo sich die Betroffenen gerade befinden. Der verzweifelte Versuch nach dem Erkennen des Auslösers erschafft dann wiederum neues Vermeidungsverhalten, was jedoch nur das Leiden verstärkt. Es können durch den Fokus auf vermeintlich identifizierte Trigger sogar neue Trigger geschaffen werden. Ein Teufelskreis entsteht.

Durch das Identifizieren deines/deiner Trigger(s) kannst du bereits selbst einen wichtigen Schritt gehen, um deine Ängste und Panikattacken loszuwerden. Ein Trigger-Tagebuch hat sich hier bei manchen als nützlich erwiesen. Mehr dazu erfährst du zu einem späteren Zeitpunkt.

39. Was sind die häufigsten Ursachen für die Entstehung einer Angststörung?

Wenn eine Angst entsteht oder eine Paniksituation zum ersten Mal auftritt, wurde sie von irgendetwas ausgelöst. Normalerweise sind dies äußerliche Einflüsse, die auf die Psyche eines Menschen einwirken. Es gibt allerdings auch körperliche Erkrankungen, wie bestimmte Stoffwechselstörungen oder Verletzungen im Gehirn, die Panikattacken oder Angststörungen auslösen können.

Zudem scheint es gewisse Risikofaktoren *genetischer Natur* zu geben. Die *Psychoanalyse* geht wiederum davon aus, dass vorrangig psychosoziale Umstände in der Kindheit des Betroffenen die größte Rolle bei der Entwicklung von Angststörungen spielen.

Wie wir bereits festgestellt haben, werden Ängste größ-
tenteils erlernt und das Entstehen einer Angststörung hat
unter anderem weitestgehend mit dem fehlerhaften oder zu
langsamen Verlernen dieser Ängste zu tun. Während einer
Angstreaktion oder eines Panikereignisses ist das Gehirn im
Überlebensmodus. Normalerweise würde es die Aufgabe
übernehmen, unterbewusst Sinneseindrücke zu sortieren
und je nach Wichtigkeit auszublenden oder in das Bewusstsein vorzulassen. Während einer Panikattacke oder einem
übersteigerten Angstzustand ist das nicht möglich. Sowohl
die äußerlichen und auch innerlichen Reize können nicht
schematisch verarbeitet werden und einzelne Fragmente
von Eindrücken werden nicht im richtigen Zusammenhang
abgespeichert. Daher kommt es häufig vor, dass ein Trigger
gar nicht als solcher erkannt wird.

Angenommen deine erste Panikattacke passiert in
einem Zug, so ist die erste natürliche Reaktion, dass du
Züge von nun an meidest. Vielleicht war der Auslöser deiner
Panikattacke aber ein Geräusch, ein Geruch, etwas, das
eine Person um dich herum gesagt hat. Dieser vielleicht un-
scheinbare Auslöser, der nur dein Unterbewusstsein stimuliert hat, hat mit dem Zug an sich möglicherweise gar nichts
zu tun. Wenn du das nächste Mal einen Zug betrittst, hast
du aber bereits eine gewisse Erwartungsangst. Du bist angespannt, nervös und erlebst eine erhöhte Aufmerksamkeit,
da du dich ja in großer Gefahr fühlst. Dies ist der ideale
Nährboden für die nächste Panikattacke oder zumindest für
körperlich starke Angstreaktionen. Du empfindest diese Si-

tuation unerträglich und bestätigst dir damit selbst, dass dir Zugfahren nicht guttut. Dieses psychologische Phänomen haben wir bereits kennengelernt – die „Self-Fulfilling Prophecy". Der tatsächliche Trigger bleibt jedoch unentdeckt.

Viele Menschen mit Angststörungen können ihre(n) Trigger identifizieren. Manche Menschen quälen sich jahrelang damit, nicht zu wissen, warum sie Panikattacken haben.

40. Gibt es Panikattacken und Angstreaktionen, die ohne Trigger auftreten?

Gleich vorweg – diese Frage ist umstritten. Subjektiv kommt es vielen Betroffenen so vor, als hätten ihre Angstreaktionen keine oder wechselnde Trigger.

S.: „Meine Attacken kommen immer aus heiterem Himmel. In der Therapie habe ich mit meinem Therapeuten versucht, bestimmte Muster hinter den Auslösern zu erkennen. Aber sie variieren so stark, dass es nicht eindeutig möglich war. Manchmal wache ich am Morgen auf und plötzlich trifft mich so eine Attacke. Ich habe keine Ahnung, woher sie kommt oder was sie auslöst. Sie ist einfach da. Und dann habe ich klassische Trigger, wie zum Beispiel schlimme Berichte in den Nachrichten oder Krankenhäuser."

Andere Betroffene sind wiederum davon überzeugt, dass jede Attacke einen Auslöser hat.

M.: „Ich glaube mittlerweile fest daran, dass unsere Panikattacken zum Großteil durch Stress und Gedankenmuster ausgelöst werden. Ich hatte lange Zeit fast täglich Panikattacken und habe immer gedacht, dass bestimmte Situationen daran schuld sind. Mittlerweile weiß ich aber, dass sie meistens durch meine Gedanken bzw. den Stress, den ich in den Situationen hatte, ausgelöst wurden. Sobald ich zu viel Adrenalin im Blut habe, versucht es mein Körper mit einer Panikattacke so schnell wie möglich abzubauen."

Eine Theorie dazu, warum manche Menschen Trigger wahrnehmen und andere nicht ist folgende: Es kann passieren, dass die Körperreaktionen einer Panikattacke so dominant wahrgenommen werden, dass die Gefühle und Emotionen, die kurz zuvor passiert sind, aus der Erinnerung gelöscht werden. Oder das Gehirn schafft es nicht, die logische Verbindung zwischen Auslöser und Reaktion aufgrund der psychischen Extremsituation herzustellen.

Nicht immer müssen es Situationen oder Gegenstände – also Offensichtliches sein, die triggern – oft sind es auch Gedanken oder Gefühle wie starker Ärger, aber auch große Freude. Das herauszufinden ist eine große Aufgabe, derer du dich dennoch stellen solltest. Vielleicht klappt es nicht. Auch dann ist es in Ordnung. Falls doch, schaffst du dir wieder ein Stück Klarheit.

41. Caro, was ist dein Trigger? Gibt es Situationen, die dich besonders ängstigen?

Caro F.

„Alles, was ich nicht kontrollieren kann, ängstigt mich. Es gibt schon einzelne Situationen, die mich total aus der Fassung bringen und so einen Gedankenstrudel in Gang setzen. Das kann etwas Harmloses sein wie ein Film zum Beispiel.

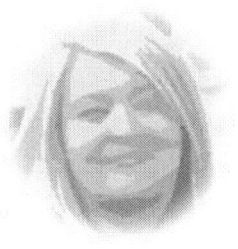

Wenn ich Szenen sehe, in denen jemand unter Wasser ist oder taucht, muss ich auch die Luft anhalten oder habe zumindest das Gefühl, als würde ich nicht mehr richtig atmen können. Ich kann da nichts dagegen tun.

Nachrichten haben mich auch immer sehr stark getriggert. Aber die versuche ich seit Längerem zu vermeiden, so gut es geht. Es kann zum Beispiel sein, dass ich in den Nachrichten gehört habe, dass es irgendwo einen Unfall gab – der musste nicht einmal tödlich sein. Und ich habe dann oft zu weinen begonnen und mir Gedanken über die

Gefühle der Angehörigen gemacht oder wie schade es um das Auto ist, für das jemand so lange gespart hat …

Schlafmangel ist sicher auch ein Trigger für mich. Oder er macht es den Gedankenstrudeln einfach leichter durchzubrechen, das kann auch sein. Depressive Gedanken fördert er aber sicherlich.

Manche Gerüche können mich auch triggern – Gerüche, die mich an etwas aus der Vergangenheit erinnern, lösen bei mir oft Gedanken im Sinne von - die Zeit vergeht so schnell und wir werden alle bald sterben – aus.

In Wirklichkeit ist schwer festzumachen, was diese Angst auslöst. So ein Zustand kann auch aus heiterem Himmel kommen, in einem Moment, an dem vermeintlich alles passt. Ich glaube zwar schon, dass in solchen Situationen das Unterbewusstsein auf irgendetwas anspringt. Aber was dann genau ist, ist schwierig festzustellen.“

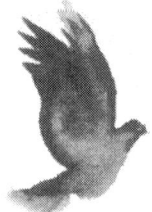

42.

Simone, kannst du dich daran erinnern, ob es einen bestimmten Auslöser für deine erste Panikattacke gab?

Simone D.

„Ich glaube, an dem Tag meiner ersten Panikattacke ist zuvor nichts Außergewöhnliches passiert. Ich war ganz normal einkaufen. Nur mit einem Mal war ich vollkommen verunsichert. Vielleicht hat irgendwo in der Nähe jemand gelacht 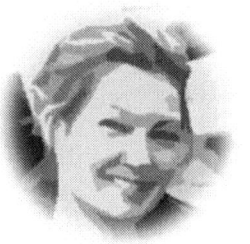 oder ich habe jemanden flüstern gesehen, ich weiß es wirklich nicht mehr.

Auf jeden Fall bin ich mir plötzlich so beobachtet vorgekommen. Es war, als würden mich alle anstarren und ich bildete mir ein, dass alle schlimme Sachen über mich denken. Und ich bekam plötzlich keine Luft mehr, hab geschwitzt wie verrückt. Natürlich haben die Leute dann alle *auf mich reagiert und mich angesprochen. Das war dann einfach zu viel.*

Heute arbeite ich sehr hart daran und es wird auch sicher noch ein langer Weg sein, bis ich wieder ein halbwegs normales Leben führen kann.

Mich triggert alles Mögliche: Menschengruppen, lachende Menschen, Blicke von anderen, wenn Personen hinter mir gehen. Aber auch telefonieren kann ich nicht.

Ich entscheide mich allerdings bewusst dazu, mich nicht mehr einzuschließen und konfrontiere mich auch mit meiner Angst. Allerdings habe ich dann immer jemanden dabei, mit dem ich mich sicher fühle. Das kann meine Mama sein oder auch mein Hund. Je häufiger ich rausgehe und diese Situationen meistere, umso leichter fällt es mir."

43. Ellie, kennst du deine Trigger?

Ellie C.
„Schlafmangel, schlechte Ernährung, pausenloser extremer Stress über Wochen oder Monate hinweg, Überforderung.

*Ich hatte zwischenzeitlich ganz stark das
Gefühl, nur noch für andere zu existieren
und mich selbst als Person vollkommen
zu verlieren.*
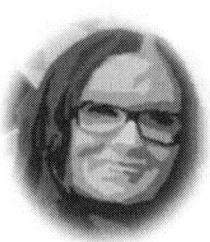
*Stress oder das Überforderungsgefühl ist
ein großer Trigger oder auch Gedanken
an Stress, den ich in den nächsten Tagen
haben werde. Aber nur im privaten Bereich. Spannen-
derweise macht mir das in der Arbeit nichts aus. Da spüre
ich, dass ich so einen professionellen Modus hochfahre, der
mich da irgendwie total schützt. Und dann bin ich wirklich
leistungsfähig. Zu Hause ist das anders."*

44. Führst du ein Trigger-Tagebuch?

Wie auch die Angst- und Panikreaktionen bei jedem Menschen unterschiedlich verlaufen und ausgeprägt sind, gibt
es auch individuell verschiedene Trigger. Wenn du deine
Auslöser noch nicht kennst, kannst du versuchen, ein
Trigger-Tagebuch zu führen, um deiner Angst ein Stück weit
auf die Spur zu kommen.

Entweder besorgst du dir einen Block oder ein leeres
Journal und zeichnest dir darin das Raster ein, das du im
Anschluss an diese Frage findest. Du kannst es aber natür-

lich auch ganz individuell gestalten. Sinnvoll wäre es, deine Aufzeichnungen jedes Mal auszufüllen, sobald du einen gesteigerten Angstzustand oder eine Panikattacke erlebst. Mit der Zeit lernst du deine Ängste so besser kennen und bist vielleicht auch in der Lage, deine Trigger identifizieren können.

Aber Achtung! Wie bei jeder Methode gilt: Bleibe achtsam und höre gut auf dein Inneres. Wenn du merkst, dass dir das Tagebuchführen nicht guttut, weil es dich zusätzlich stresst oder das Gefühl eines Kontrollzwangs in dir auslöst, lass es lieber sein. Setze dich nicht selbst unter Druck, sonst erreichst du das Gegenteil. Alles, was hier beschrieben wird, ist nur ein Angebot. Wenn du es aber versuchen möchtest, solltest du folgende Punkte beobachten:

- Zu welchem Zeitpunkt (Datum, Uhrzeit, Zeitraum) beginnst du eine übersteigerte Angst oder eine Panikattacke wahrzunehmen?
- In welcher Situation befindest oder befandest du dich gerade?
- Welche Symptome hast du am deutlichsten wahrgenommen?
- Welche Gedanken waren besonders präsent?
- Intensität der Angst/Panik (1-10)
- Welches Resultat hat deine Attacke oder dein Angstzustand verursacht? Wie hast du reagiert?

So könnte dein Tagebuch aussehen

Datum	Zeit/ Zeitraum	Beschreibung der Situation	intensivste Symptome	Intensität (1-10)	Dominante Gedanken
30.05.	13:00-13:20 Uhr	Autofahrt/ Stau/ Komme zu spät zu Termin	Atemnot/ Zittern/ Übelkeit	7	Zu viele Autos/ in der Situation gefangen/ Herzinfarkt

Resultat:

Akut-Stopp-Methoden

Du musst erst verstehen, was passiert -
dann weißt du, wie du handeln sollst.

45. Verstehe zunächst, was vor sich geht: Wie ist eine Angstreaktion aufgebaut?

Ungefähr jeder sechste bis siebte Europäer entwickelt im Laufe seines Lebens eine Angststörung – Frauen fast doppelt so oft wie Männer. Am häufigsten werden spezifische Phobien (10 % unserer Bevölkerung), generalisierte Angststörungen (8,5 %), Agoraphobien (5,2 %), Soziale Phobien (2,8 %) und Panikstörungen (1,6 %) diagnostiziert. Viele Menschen erhalten auch Mehrfachdiagnosen.

Angst- und Panikstörungen sind demnach keine Randgruppen-Erkrankungen, sondern in unserer Gesellschaft wesentlich weiter verbreitet als angenommen wird. Leider sind sie nach wie vor sehr tabuisiert und Betroffene neigen dazu, ihre Krankheiten möglichst zu verstecken oder sich selbst zurückzuziehen. Dadurch entsteht neben der Last der Krankheit aber auch häufig große Einsamkeit.

Doch Angst ist etwas Natürliches. Und auch entgleisende Angst kann wissenschaftlich gut beschrieben werden. Auch wenn unterschiedliche Angstreaktionen bei Menschen auftreten können, gibt es doch gewisse Grundzüge, die bei allen gleich sind.

Die Angststörung ist ein Zusammenspiel folgender Faktoren:

- Reaktionen auf der körperlichen Ebene
- Reaktionen auf der emotionalen Ebene
- Reaktionen auf der kognitiven Ebene

Um erfolgreich mit der Angst arbeiten zu können, ist es wichtig, sich genau das bewusst zu machen. Es gibt drei Ebenen, wobei jede die jeweils anderen beeinflusst.

Am besten kommen wir gegen die Angst an, wenn wir alle drei Ebenen gleichzeitig bearbeiten. In den nächsten Kapiteln erfährst du im Detail warum, wie das funktioniert und welche Methode welcher Ebene zugeordnet werden kann.

46. Was passiert auf der körperlichen Ebene?

Körperliche Angstreaktionen werden durch das Stammhirn ausgelöst und beschreiben die klassischen Symptome, die eine jede Person von unangenehmen Situationen kennt. Eine Rede vor vielen Zuhörern beispielsweise löst beim Großteil der Menschen eine derartige Angstreaktion auf körperlicher Ebene aus. Möglicherweise enthält diese Reaktion zittern, vermehrtes Schwitzen etc. Der Körper beginnt seine Muskeln anzuspannen, Adrenalin wird ausgeschüttet und der Redner erlebt weitere individuell unterschiedliche Stresssymptome.

Zum Großteil wird die körperliche Stresssituation durch den Sympathikus-Nerv eingeleitet, der Funktionen wie Atmen oder Herzschlag kontrolliert. Ziel dieser Körperreaktion ist es, in einer Gefahrensituation entsprechend reagieren zu können – Kampf oder Flucht. Das hat dem Menschen langfristig das Überleben gesichert. In seltenen Fällen kann aber auch der Parasympathikus-Nerv als Reaktion auf die gesteigerte Tätigkeit des Sympathikus überreagieren. Dann tritt die Reaktion „Todstellen" auf – der Betroffene fällt in einen Art Schockzustand, der Puls fällt ab, der Blutdruck sinkt und oft hat die Person das Gefühl, in eine Ohnmacht zu fallen.

Nun kommt es bei Angst- und Panikstörungen vor, dass vielleicht gar keine wirkliche Gefahrensituation besteht und die Reaktion trotzdem auftritt. Das fühlt sich für den Betroffenen wiederum bedrohlich an, weil er nicht weiß, woher diese Angst kommt oder wie er sie kontrollieren kann.

47. Was passiert auf der Gefühlsebene?

Hat der Sympathikus nun eine körperliche Stressreaktion ausgelöst, beginnt die Gefühlsebene zu arbeiten. Bei einer „Fight or Flight"-Reaktion würde der Körper nun genau diesen Impuls setzen – flüchte oder kämpfe!

Wenn er aber nicht weiß, wogegen er kämpfen soll, entweder, weil dem Betroffenen nicht bewusst ist, was die Angstreaktion ausgelöst hat oder weil sich die Situation unkontrollierbar anfühlt – wie auch bei der Parasympathikus-Überreizung – bleibt nur der Fluchtimpuls. Vor allem, sobald es zur „Angst vor der Angst" kommt, wird immer automatisch „Flucht" ausgelöst. Nun kann der Betroffene dieser Angstsituation aber meistens nicht entfliehen, was bedeutet, dass Signale an die körperliche Ebene zurückgeschickt werden, die dort noch mehr Stress auslösen. Das aktiviert den Fluchtimpuls zusätzlich, der jedoch wiederum nicht befriedigt werden kann. Es kommt zu noch mehr Adrenalin im Blut und einer immer höheren Muskelspannung.

Du siehst, wie diese beiden Ebenen zusammenhängen und wie sich die beiden gegenseitig in eine Angstspirale treiben können, wenn keine Gegenmaßnahmen gesetzt werden.

48. Was passiert auf der kognitiven Ebene?

Auf der bewussten Ebene sitzen der Verstand und das rationale Denken. In einer Situation wie in der vorhergehend beschrieben, könnte nun theoretisch das Gehirn regulierend eingreifen und dem Körper mitteilen, dass eigentlich kein Grund zur Angst besteht. Leider funktioniert das in der Realität nicht so einfach. Das Bewusstsein beginnt vielmehr automatisch zu „katastrophisieren": *Ich schaffe das nicht. Ich werde sterben. Ich habe sicher einen Herzinfarkt. Ich bekomme keine Luft mehr.*

Auch das verstärkt wieder die Reaktionen auf den anderen Ebenen. Es wird immer mehr und mehr Adrenalin ausgeschüttet. Das Zusammenspiel dieser drei Ebenen schaukelt sich immer weiter hoch, bis sie im schlimmsten Fall in einer Panikattacke gipfeln. Im Zuge dieser Attacke zieht der Körper ihm alle zur Verfügung stehenden Register, um das überschüssige Adrenalin wieder abzubauen und die Angstspirale zu unterbrechen.

Der Zeitraum zwischen Auslöser und Attacke kann auch individuell verschieden lang sein. Das bedeutet, um das Aufschaukeln zu verhindern bzw. abzufangen oder auch, um aus einer Attacke schneller wieder herauszukommen, ist es hilfreich, wenn der Betroffene die Angstreaktionen auf den unterschiedlichen Ebenen erkennt und auch auf den einzelnen Ebenen die richtigen Maßnahmen setzt, um zu reagieren.

Wir zeigen dir hier, wie du mit bestimmten Techniken auf allen Ebenen die richtigen Reaktionen setzen kannst, um möglichst effektiv in deine akute Angst- und Panikspirale einzugreifen. Die folgenden Methoden sind nur eine Auswahl, die wir als effektiv festgelegt haben, da sie von den Betroffenen am häufigsten erfolgreich angewendet werden. Es ist keine abschließende Liste. Vielleicht kennst du selbst noch andere Methoden, die dir weiterhelfen.

Beachte auf jeden Fall immer, auf welcher Ebene du gerade eingreifst. Du musst auf allen Ebenen arbeiten, um den besten Effekt zu erzielen. Vergiss nicht, wenn du nur an der körperlichen Ebene Techniken anwendest, hast du immer noch deine emotionale und kognitive Ebene, die deine Angstreaktionen konstant hochzuschaukeln versuchen.

Langfristig förderliche Methoden findest du an einer späteren Stelle.

STEP 1: Körperliche Ebene

49. Mit welchen Methoden kann ich die körperliche Stressreaktion beeinflussen oder dämpfen?

Wenn deine körperliche Reaktion vom Sympathikus ausgelöst wird, solltest du deinen Fokus darauf legen, seinen Gegenspieler, den Parasympathikus zu aktivieren. Was das genau ist und wie er funktioniert, erfährst du im Folgenden.

Die Techniken, die hier vorgestellt werden, wurden nach einer Befragung von Betroffenen ausgewählt, da sie bei den Einzelpersonen als am wirkungsvollsten beschrieben wurden. Vielleicht kennst du noch andere Techniken, aber diese hier sind erprobt und helfen einem Großteil der betroffenen Menschen weiter.

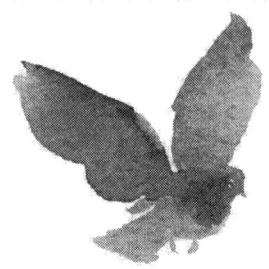

50. Was macht der Parasympathikus und wie aktiviere ich ihn?

Der Parasympathikus-Nerv ist gemeinsam mit dem Sympathikus-Nerv Teil des *vegetativen Nervensystems*. Dieses ist ein Netzwerk aus Nervenbahnen, die vom Gehirn und vom Rückenmark ausgehen und bis in alle Organe des Körpers reichen. Das vegetative Nervensystem beeinflusst neben allen inneren Organen auch jene Abläufe, die wir nicht aktiv beeinflussen (müssen), damit sie funktionieren (Atem, Herzschlag, Pupillen, Verdauung, Schweißfluss etc.).

Sympathikus und Parasympathikus teilen sich in diesem vegetativen Nervensystem die Arbeit. Der Sympathikus macht uns aktiv und ist unerlässlich für die Leistungsfähigkeit des Körpers. Der Parasympathikus hingegen reduziert die Aktivität des Körpers und hilft beim Entspannen. Der Puls wird gedrosselt und die Muskelanspannung in den Extremitäten gelöst. Gleichzeitig wird die Verdauung angeregt.

Wenn wir müde oder auch mental erschöpft sind, reagiert der Parasympathikus mit einem Signal an das Gehirn, das die entsprechenden Hormone für Schlaf oder Entspannung losschickt, um eine gewünschte Körperreaktion, nämlich Schlaf, auszulösen. Zwar arbeitet der Parasympathikus als Teil des vegetativen Nervensystems von ganz allein und

so sollte der Körper theoretisch immer in einem ausge-
glichenen Zustand sein. Unser Lebenswandel, aber auch
eine Angststörung fördert jedoch normalerweise eine Über-
stimulation des Sympathikus, was auf Dauer dazu führen
kann, dass der Parasympathikus verkümmert bzw. sogar
Nervenenden abgebaut werden.

Mit bestimmten Methoden kann man den Parasympathikus unterstützen und anregen. Dazu ist es sinnvoll zu
wissen, in welchen Körperarealen er besonders vertreten
ist. Das wäre beispielsweise die Gesichtsmuskulatur. Er
steuert unsere Mimik, sitzt auch in der Muskulatur um den
Kehlkopf, beeinflusst unsere Stimme und hilft im Innenohr
Signale zu filtern. Das bedeutet, dass Lächeln, Singen und
Musikhören bereits einen positiven Einfluss auf unseren Parasympathikus haben.

So simpel es klingt, experimentiere mit diesen Dingen
und versuche dabei gut auf deine Gefühle zu hören. Be-
obachte, was du fühlst, wenn du einfach nur körperlich lä-
chelst. Alleine mit dieser „Grimasse" kannst du dein Gehirn
bereits überlisten. Der Parasympathikus merkt – aha, es
wird gelächelt – und meldet das an das Gehirn weiter, das
wiederum die entsprechenden Glückshormone ausschüttet.
Auch wenn du keine Lust zu Lächeln hast, versuche es.

Viele von Angststörungen Betroffene haben bestimmte
Playlists, die sie anhören oder sie beginnen zu singen, wenn
sie merken, dass die Angst angekrochen kommt. Singen,
summen oder auch Om-Laute helfen, den Parasympathikus
zu stimulieren.

Vielfach müssen sich Betroffene sich in der Situation regelrecht dazu zwingen, manchmal funktioniert es auch erst nach längerer Übung. Aber diese simplen Tricks helfen auch in akuten Situationen.

51. Warum habe ich Atemnot und was kann ich dagegen tun?

Gerade bei Angst- und Panikattacken spielt die Atemnot eine große Rolle. Beinahe jeder, der so eine Attacke erlebt, klagt auch über das Gefühl, zu wenig Luft zu bekommen.

Wenn alle möglichen körperlichen Symptome medizinisch ausgeschlossen wurden, kann davon ausgegangen werden, dass die Atemnot psychosomatisch auftritt.

Wenn die Angst kommt, werden im Körper Hormone ausgeschüttet, die den Körper in Alarmbereitschaft versetzen. Es kommt zu einer Aktivierung des Sympathikus-Nervs. Der Herzschlag steigt, das Blut fließt schneller durch den Körper und will mit ausreichend Sauerstoff versorgt werden. Wie beim Sport wird der Körper automatisch dazu angeregt, schneller zu atmen, um die Sauerstoffversorgung zu gewährleisten. Häufig kommt es dazu, dass der Betroffene das Gefühl hat, er bekomme zu wenig Luft. Er beginnt tiefer und noch schneller zu atmen und die Gefahr zu hyperventilieren steigt. Eine Hyperventilation bedeutet, dass durch die schnelle Atmung zu viel Sauerstoff in die Lunge gelangt. Da das Blut normalerweise zwischen 98 % und 99 % mit Sauerstoff gesättigt ist, bringt diese übermäßige Sauerstoffzufuhr keinen positiven Effekt für den Körper. Das Blut kann ohnehin nicht mehr Sauerstoff aufnehmen. Zur gleichen Zeit wird in unserem Blut auch CO_2 (Kohlendioxid) transportiert, das wieder ausgeatmet werden soll. Der übermäßige Anteil an Sauerstoff im Blut lässt nun den Kohlendioxidanteil sinken und es kommt zu einem Ungleichgewicht der beiden Stoffe. Der pH-Wert des Blutes ist durch das Kohlendioxid grundsätzlich leicht sauer. Durch das Absinken des CO_2-Spiegels wird das Blut plötzlich basisch.

Was passiert jetzt? Im Film würde jemand mit einer Tüte herbeieilen und rufen: „Atmen Sie hier hinein!" Und im Grunde wäre dieser Rat gar nicht schlecht. Denn durch die Rückatmung des Kohlendioxids, also der ausgeatmeten Luft in der Tüte steigt der CO_2-Spiegel im Blut wieder an und der pH-Wert des Blutes würde sich wieder normalisieren und die Symptome verschwinden.

In der Praxis hat der Mensch jedoch während der gesamten Hyperventilation das Gefühl zu wenig Luft zu bekommen und atmet noch mehr, noch schneller, noch tiefer. In einer solchen Situation noch eine Tüte vors Gesicht gehalten zu bekommen, kann mitunter das Gefühl der Panik noch steigern. Wenn sich der Betroffene im Zuge einer Hyperventilation darauf einlässt, kann diese Methode aber durchaus hilfreich sein.

Die Hyperventilation an sich ist nicht gefährlich. Der Körper reagiert mit Kribbeln in den Fingern, Händen, Beinen und im Gesicht, insbesondere an den Lippen. Diese Körperteile können im Laufe der Hyperventilation sogar taub werden und sich im Weiteren dann verkrampfen. In der Notfallmedizin erkennt man die sogenannte „Pfötchenstellung" an den Händen und das „Karpfenmaul" – angespitzte, offene Lippen – als typische Symptome einer Hyperventilation. Auch Zittern und Muskelschmerzen sind Symptome. Ganz selten kommt es durch die Hyperventilation zu einer kurzen Ohnmacht. Aber auch das ist nicht besorgniserregend, solange der Patient sich beim Fallen nicht verletzt. Diese Körperreaktion ist quasi ein „Reset" für die Atmung. Der CO_2-Gehalt wird in dieser Zeit wieder gesteigert und so der pH-Wert des Blutes normalisiert.

Was kann ein Betroffener nun aktiv tun, um diese Atemnot zu bekämpfen?

Zu wissen, was vor sich geht, ist schon ein großer Bonus und erleichtert die Sache ein wenig. Auf der körperlichen Ebene gibt es bestimmte Atemtechniken, die in der Akutsituation helfen können. Diese müssen aber auch im „gesunden" Zustand eintrainiert werden, damit sie im Akutfall angewendet werden können.

52. Welche Atemtechniken können angewendet werden?

Im Folgenden findest du keine abschließende Liste von Atemtechniken. Wir haben hier jene zusammengefasst, die laut unseren Umfragen und Rückmeldungen von Betroffenen am häufigsten verwendet und als effektiv eingeschätzt werden. Keine der Techniken ist ein Muss. Probiere, was dir zusagt. Du musst nichts annehmen, womit du dich nicht wohlfühlst. Es kann auch sein, dass die eine oder andere Technik bei dir zunächst nicht funktioniert. Auch das ist normal. Atemtechniken sollten regelmäßig (drei Mal am Tag) geübt werden, damit sie im Akutfall sicher angewendet werden können. Lass dich nicht zusätzlich stressen, wenn es nicht gleich auf Anhieb klappt.

Viele machen den Fehler, dass sie zu ungeduldig sind und zu schnell die Flinte ins Korn werfen, wenn die Atemtechniken nicht gleich den erwünschten Effekt bringen. Fatal ist dann das Argument: „Das funktioniert bei mir nicht!" Denn dadurch verschließen sie sich selbst eine Tür.

Allein schon das Wissen, der Panik und Angst, nicht hilflos ausgeliefert zu sein, etwas aktiv unternehmen zu können, kann schon so viel Positives bewirken.

Nase-Mund-Technik

Der Parasympathikus wird vor allem bei der Ausatmung aktiviert. Und da er auch in den Stimmbändern Nervenenden hat, wird er bei einer Ausatmung durch den Mund besonders gut stimuliert. Die Nase-Mund-Technik ist kurz erklärt. Schnell und tief durch die Nase einatmen und langsam wieder durch den Mund ausatmen. Das langsame Ausatmen signalisiert „alles gut, kein Stress" und dein Körper reagiert darauf, wenn du diese Technik lange genug durchziehst.

Bauchatmung

Auch im Bauch, genauer gesagt im Darm ist der Parasympathikus zu Hause. Somit ist auch die Konzentration auf die tiefe Bauchatmung hilfreich. In den Bauch atmet man im Normalfall nur dann, wenn es einem gut geht. Nach dem Motto „Fake it 'till you make it" (Tu so als ob, bis du es schaffst) kannst du auch so auf deinen Körper Einfluss nehmen. Die Bauchatmung sollte möglichst bei allen folgenden Atemtechniken angewendet werden.

Lippenbremse

Wenn du das Gefühl hast, zu wenig Luft zu bekommen oder du dich schon inmitten einer Hyperventilation befindest, kannst du versuchen, die Lippenbremse anzuwenden. Diese Methode funktioniert ähnlich wie die Nase-Mund-Technik, nur mit dem Unterschied, dass sie primär dabei unterstützen soll, den O2/CO2-Spiegel im Blut zu halten. Du atmest so langsam wie möglich tief durch die Nase ein. Danach formst du deine Lippen zu einem engen Spalt und atmest die Luft mit einem „Pfff..."-Geräusch wieder aus. Das wiederholst du so lange, bis du merkst, dass sich deine Atmung zu stabilisieren beginnt.

Auch die Lippenbremse sollte gut geübt werden, denn in der Akutsituation, wenn du gefühlt unter großer Atemnot leidest, kann eine erzwungene Verlangsamung der Atmung eine echte Herausforderung darstellen, die dir einiges an Willenskraft abverlangt. Wenn du bereits positive Erfahrungen mit dieser Technik gesammelt hast, wird es deinem Gehirn immer leichter fallen, sie auch zuzulassen.

Kutschersitz

Der Kutschersitz lässt sich dann anwenden, wenn sich eine Sitzgelegenheit in der Nähe befindet. Stell dir vor, wie ein Kutscher aussieht, der auf seinem Platz vorne an der Kutsche einschläft. Er rutscht ein wenig nach vor, sodass er am vorderen Teil seiner Sitzbank sitzt und seine Füße gut und stabil auf dem Boden stehen. Sein Rücken ist locker zu einem Katzenbuckel geformt, die Unterarme sind an den Oberschenkeln abgestützt, der Kopf hängt nach vorne. Diese Position kann helfen, den Brustkorb zu weiten und soll die Atmung erleichtern.

Der Läufer

Wenn du keine Sitzgelegenheit hast, kannst du eine ähnliche Position im Stehen einnehmen. Du stellst deine Beine schulterbreit auf den Boden und gehst leicht in die Knie. Deine Hände sind auf die Knie gestützt, der Rücken formt einen leichten Katzenbuckel, der Kopf hängt nach vorne. Viele Läufer gehen nach ihrer Aktivität intuitiv in diese Position. Dadurch erleichtern sie sich die Atmung und auch der Puls wird gesenkt.

Abstützen an der Wand

Stütze dich mit beiden Unterarmen in Gesichtshöhe an der Wand ab. Lege danach deinen Kopf auf die Arme und stütze dich fest daran ab. So verlagerst du deinen Schwerpunkt und du bekommst gefühlt mehr Luft, da du dir selbst den Druck deines Gewichts vom Brustkorb nimmst.

Anbetungshaltung

Wenn deine Angst- oder Panikattacke bereits einen längeren Zeitraum andauert, kann es sein, dass deine Erschöpfung sehr groß ist. Die angenehmste Position dafür ist die Anbetungshaltung. Begib dich dafür auf den Boden und nimm eine Krabbelposition ein wie ein Baby. Danach legst du deine Unterarme vor dir auf dem Boden ab und lässt deinen Kopf darauf sinken. Dein Gesäß bleibt in der Luft. Auch diese Position wird oft als hilfreich für die Atmung beschrieben.

Atmung mit GIFS

Wenn du Webseiten wie www.giphy.com besuchst und in die Suchleiste „breathing exercise" oder bei Google Bilder „Atemübung gif" eingibst, findest du GIF-Bilder, die sich bewegen und dich beim ruhigen Atmen begleiten.

Zum Beispiel: Aus einem Dreieck entsteht eine geometrische Form. Während sie wächst, atmest du ein, während sie sich wieder in sich zusammenfaltet, atmest du aus. Auch diese Methode kann gut helfen, deinen Atem zu kontrollieren, vor allem, wenn du ein visueller Typ bist.

3-3-3-Methode

Hierbei atmest du drei Sekunden lang ein, hältst die Luft für drei Sekunden an und atmest dann wieder drei Sekunden aus. Das Ganze wiederholst du, bis du merkst, dass sich deine Atmung wieder stabilisiert.

4-7-8-Technik

Bei dieser Methode kannst du sitzen oder liegen. Sie soll sehr gut gegen Angstzustände, aber auch beim Einschlafen helfen. Zunächst legst du deine Zunge auf den Gaumen. Dann atmest du ganz aus, bis absolut keine Luft mehr in deiner Lunge ist.

Jetzt atmest du 4 Sekunden lang durch die Nase ein und hältst die Luft für 7 Sekunden an. Dabei lässt du die Zunge wieder entspannt absinken und atmest für 8 Sekunden durch den Mund aus.

Die unsichtbare Kugel

Für diese Technik gehst du auf den Boden in den Vierfüß-lerstand, senkst deinen Körper ab, um die Unterarme flach auf den Boden legen zu können und versuchst eine imagi-näre Kugel vor dir herzupusten.

Es gibt noch viele verschiedene Atemtechniken, aber diese hier werden am häufigsten und erfolgreichsten ange-wendet. Wenn du noch keine Erfahrung mit Atemtechniken hast, konzentriere dich zunächst auf eine Methode und übe sie tagsüber ein, wenn es dir gut geht. Wenn du sie während einer Attacke gut anwenden kannst, kannst du auch andere Techniken ausprobieren.

53. Wie kann ich die progressive Muskelentspannungstechnik anwenden?

Progressive Muskelentspannung ist eine einfach erlernbare Methode, um die Angst zu reduzieren. Bereits vor gut hundert Jahren wurde vom Physiologen E. Jacobson ent-deckt, dass bei Angst und Panik die Spannung in den Mus-keln steigt, aber auch umgekehrt bewusste Muskelent-spannung die Angst reduziert.

Rein physisch funktioniert die Körperspannung so, dass sie sich von einer Muskelgruppe auf die nächste weiter überträgt. Das bedeutet, verkrampft sich die Hand, arbeitet sich die Spannung durch den ganzen Arm hoch bis zur Schulter in den Nacken. Das Positive daran ist, dass dies auch umgekehrt mit Entspannung funktioniert. Oft bemerkt der Betroffene nicht einmal, dass die Muskeln bereits übermäßig verspannt sind, da der Fokus während einer Attacke oder eines Angstzustands naturgemäß bei anderen Dingen liegt. Meistens erst, wenn die Muskeln des Betroffenen verkrampfen, er Schmerzen verspürt oder ein Taubheitsgefühl entwickelt, wird die Verspannung wahrgenommen. Daher ist es sinnvoll, sofort mit der progressiven Muskelentspannung zu beginnen, sobald sich die Panik- oder Angstattacke anbahnt. Aber auch in Situationen, die schlichtweg von der Angst dominiert werden, wirkt diese Technik. So wird sie zum Beispiel auch in der Konfrontationstherapie angewendet.

Behalte bei einer Angst- oder Panikattacke jedoch immer im Hinterkopf, dass ein Verkrampfen der Muskeln auch von der Hyperventilation herrühren kann. Wenn deine Angstzustände also mit Atemproblemen einhergehen, solltest du die Muskelentspannungstechnik immer in Kombination mit Atemtechniken anwenden.

Wie funktioniert nun die Methode? Eigentlich ist es ganz einfach. Du beginnst deine Muskeln Muskelgruppe für Muskelgruppe anzuspannen und dann wieder loszulassen. Am besten beginnst du mit einer Hand. Diese spannst du dann für kurze Zeit so fest an, wie du kannst, dann lässt du los. Als Nächstes kommt der Unterarm an die Reihe, dann der Oberarm und so weiter. So arbeitest du dich durch den ganzen Körper.

Übe auch die Muskelentspannung regelmäßig, damit du sie im Notfall auch richtig anwenden kannst.

54. Was ist bei Panikattacken in der Nacht?

Etwa die Hälfte aller Patienten, die an einer Panikstörung leiden, erleben auch nächtliche Attacken (NPAs[5]). Diese Panikattacken fühlen sich insofern bedrohlicher an als jene am Tag, denn der Betroffene bekommt das Entstehen der Attacke nicht mit, sondern erwacht quasi inmitten der Episode. Er hat somit keine Chance, frühzeitig Maßnahmen dagegen zu setzen und wird völlig überrumpelt. Eine NPA ist nicht dasselbe wie ein Albtraum, aus dem man hochschreckt. Meistens ist es eher eine bestimmte Situation wie Atemnot, die das Gehirn aus dem Zusammenhang mit Panik kennt und dann eine Attacke auslöst.

Diese nächtliche Atemnot kann verschiedene Ursachen haben. Am häufigsten treten sogenannte „Apnoen" auf.

---

[5] NPA = nachts auftretende Panikattacke.

Auch bei vollkommen gesunden Menschen. Dadurch, dass sich die Halsmuskulatur entspannt und im Schlaf absinkt, kann es zu einer Verlegung der Atemwege kommen, vor allem, wenn man beim Schlafen auf dem Rücken liegt. Aber auch Übergewicht ist ein Risikofaktor, da mehr Fettgewebe im Halsbereich vorhanden und dieses damit auch schwerer ist. Viele Menschen, die an Schlafapnoe leiden, wissen meist gar nichts davon. Der Körper erlebt einen kurzen Atemstillstand, der Betroffene wacht häufig nicht einmal oder nur sehr kurz auf und schläft dann wieder weiter. Das Gehirn eines Panikstörung-Betroffenen kann jedoch genau in diesem Fall eine Attacke auslösen. Es kann auch passieren, dass durch das Liegen ein wenig Magensaft zurück in den Hals fließt und Sodbrennen verursacht. Auch dieses Gefühl des Brennens im Hals und in der Brust kann eine Panikattacke auslösen, da es im ersten Moment als Herzproblem wahrgenommen werden kann. Vielleicht hyperventilierst du auch in der Nacht. Auch das kommt gerade bei Angststörungspatienten häufig vor, die tagsüber auch unter starkem psychischem Stress stehen. Normalerweise reguliert der Körper Hyperventilation von selbst im Schlaf. Wenn er jedoch schon tagsüber auf diese Symptome mit einer Panikattacke reagiert, besteht die Gefahr, dass er es nachts auch tut. Andere Ursachen können auch übermäßiger Alkoholkonsum, eine Migräneerkrankung oder psychische Erkrankungen, wie zum Beispiel eine bipolare Störung sein.

Wenn du nun mitten in der Nacht in einer Panikattacke aufwachst, kannst du eigentlich nur das tun, was du tagsüber auch tust, um die Angst zu dämpfen, auch wenn es natürlich viel bedrohlicher ist, in so einer Situation aufzuwachen.

Langfristig wird nur Ursachenforschung und deren Behandlung helfen. Wenn du herausfindest, ob deine nächtlichen Attacken von körperlichen Ursachen ausgelöst werden, kannst du sie gut beeinflussen.

Für Sodbrennen gäbe es zum Beispiel Medikamente, gegen Schlafapnoe hilft in erster Linie Gewichtsabnahme und eine gesunde Ernährung, in schlimmen Fällen gibt es auch technische Unterstützung dafür. Solltest du an chronischer Hyperventilation leiden, kannst du dich von deinem Hausarzt beraten lassen. Es gibt Atemtherapien, die in solchen Fällen recht erfolgreich sind. Hol dir auf jeden Fall Hilfe mit ins Boot, sobald du merkst, die Kontrolle zu verlieren.

„Man muss dem Körper Gutes tun, damit die
Seele Lust hat, darin zu wohnen."
— Winston Churchill —

STEP 2: Emotionale Ebene

55. Wie stoppe ich den Flucht-Impuls auf der Emotionsebene?

Fight or Flight – Kampf oder Flucht. Das ist die Hauptbotschaft auf der Emotionsebene. Wir erinnern uns, wenn die körperliche Reaktion der Angst- oder Panikattacke ausgelöst wird, wird auf der Emotionsebene der Fluchtimpuls mit massiver Kraft ausgelöst. Da nur meistens Flucht aus der Paniksituation heraus nicht möglich ist, wird noch mehr Stress ausgelöst und die Angstspirale noch zusätzlich befeuert.

Nun geht es bei der Arbeit mit der Emotionsebene auf der einen Seite darum, diesem Fluchtimpuls bewusst nicht nachzugeben und gleichzeitig die emotionale Reaktion, die durch die Panikattacke ausgelöst wird, zu mildern. Vor allem bei Ersterem ist es wichtig, die bewusste Entscheidung zu treffen: „Ich werde dem Fluchtimpuls nicht nachgeben". Du wendest Techniken an, die dir helfen, deine Angst oder Panik zu mildern, aber du akzeptierst alles, was passiert. Das klingt einfacher, als es ist und erfordert auch einiges an Übung.

117

Eine Technik, die dir dabei helfen kann, ist die Angstskala. Dabei wird der Angst eine Zahl zwischen 1 und 10 zugeordnet, wobei 1-4 „aushaltbar", 5-7 „schwer erträglich", 8-10 „(beinahe) unerträglich" bedeutet. 10 ist die stärkste Attacke, die du dir vorstellen kannst oder erlebt hast. Ordne deine Angst auf dieser Skala ein. Das macht sie für dich greifbarer. Mit viel Übung und unterschiedlichen Techniken kannst du es schaffen, dem Fluchtgedanken nicht nachzugeben, da du weißt, dass er in deiner Situation nicht hilfreich ist und nur zusätzlich Stress erzeugt. Du musst die Angst ohnehin durchstehen, daher kannst du auf den überflüssigen Fluchtgedanken verzichten. Die Situation ist nur vorübergehend. Aber mit der Angstskala behältst du den Überblick über die Intensität der Attacke. Geh zwischendurch immer wieder in dich und „kontrolliere", ob sich an der Intensität etwas geändert hat. Wenn du es mit Techniken schaffst, von einem hohen Wert auf Stufe 3-4 zu gelangen, kannst du von Erfolg sprechen.

Die im Folgenden erklärten Techniken sind speziell auf die Emotionsebene zugeschnitten und helfen beim „Aushalten" und Abmildern des Fluchtimpulses.

56. Wie wirkt sich Musik oder künstlich erzeugte Stille auf die Angst aus? (Emotionszugang hören)

Gute Musik ruft im Menschen immer Emotionen hervor. Meistens passen wir unsere Playlist unseren Gefühlen an. Es gibt Musik, die hilft, die Wut herauszulassen, es gibt Musik, die man hört, wenn man verliebt ist. Es gibt traurige Musik, fröhliche Musik, Partymusik, Sommermusik, beruhigende oder motivierende Musik. Tonfolgen und Liedtexte haben einen starken Einfluss auf unsere Gefühlswelt und darum gibt es kaum Menschen, die nicht irgendeine Art von Musik mögen.

Viele Betroffene nutzen Musik, um sich selbst von der Angst abzulenken. In jedem Fall beansprucht sie einen guten Teil der menschlichen Aufmerksamkeit und das erschwert es dem Gehirn, sich auf die Angst zu konzentrieren. Wenn die richtige Musik in einer starken Lautstärke abgespielt wird, reißt sie dich mit. Am besten funktioniert diese Technik mit Kopfhörern, da so die restliche akustische Umgebung ausgeblendet und die Musik noch intensiver wahrgenommen wird.

Gerade in dem Zeitraum, wenn du merkst, dass sich eine Panikattacke aufbaut oder auch bei nächtlichen Attacken im Schlaf, gibt es viele Berichte über gute Erfolge mit Musik. Bitte achte jedoch vor allem beim Einsatz von Kopfhörern darauf, deine Ohren nicht durch eine zu hohe Lautstärke zu schädigen. Sing mit, wenn deine Lieblingslieder Text haben! Auch wenn du denkst, dass du überhaupt keine Lust dazu hast. Viele berichten, dass ihnen das hilft. Stell dir am besten bereits im Vorfeld eine Playlist von Liedern zusammen, die dich motivieren oder die positive Gefühle in dir wecken. Auch YouTube ist voll von Musik, die hilfreich ist. Wenn du in der Suchleiste „motivierende Musik" oder „entspannende Musik" eingibst, findest du eine unerschöpfliche Auswahl an Videos.

Wenn eine laute Umgebung deine Angst eher triggert oder verstärkt, kann im Gegensatz zu Musik auch das Erzeugen einer künstlichen Stille durch spezielle Ohrstöpsel oder geräuschausschließende Kopfhörer helfen.

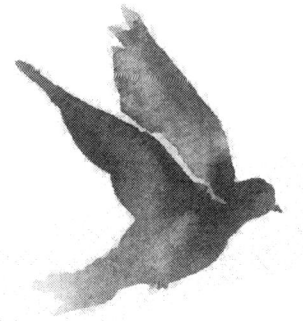

57.

Wirkt sich Körperkontakt positiv auf den Fluchtreflex aus? (Emotionszugang fühlen)

Simone D.

„Zu Beginn hatte ich das Gefühl, dass meine Angst und die Panik aus dem Nichts kamen. Das machte das noch viel bedrohlicher, da ich nicht wusste, ob nicht jeden Moment wieder eine Attacke auftreten würde.

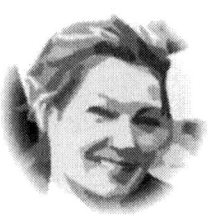

Mit meinem Therapeuten haben wir herausgefunden, dass ich immer dann getriggert werde, wenn mich etwas stark stimuliert – das heißt, eine Panikattacke kann passieren, wenn ich zu müde, zu aufgekratzt, zu betrunken, zu hungrig, zu satt, zu traurig oder was auch immer bin. Es gibt Phasen, in denen es mir gut geht und dann auch wieder Zeiten, in denen die Panik zurückkommt.

Am hilfreichsten ist es dann für mich, wenn ich mit meiner Mama zusammen zu sein kann. Sie kennt mich, unterstützt mich und wenn die Angstzustände wieder losgehen, hält sie mich fest. Das macht die ganze Situation schon viel leichter. Der Körperkontakt, die Berührung helfen mir, meine Muskeln zu entspannen. Wenn sie meinen

Rücken streichelt oder mich einfach nur festhält, fühle ich mich irgendwie verankert.

Im Moment habe ich keine Beziehung, aber von früher weiß ich schon, dass mir zeitweise auch Intimität und Sex geholfen haben. Außerdem habe ich seit einiger Zeit einen großen Schäferhund. Der ist eigentlich immer bei mir und auch seine körperliche Nähe hilft mir, Panikattacken besser durchzustehen oder sie sogar vorher abzufangen."

Neben dem Fühlen von „lebendigen" Wesen berichten aber auch manche, dass allgemein etwas Weiches, Angenehmes, zum Beispiel ein Stofftier oder eine kuschelige Decke, helfen können.

58. Welche Düfte lösen die Angst (Emotionszugang riechen)

Genau wie Musik oder kuscheln können auch Gerüche und Geschmack Emotionen in uns hervorrufen – positive wie negative.

Es gibt Düfte, die in der Aromatherapie angewendet werden, um Ängste zu lösen. Am bekanntesten und am häufigsten verwendet wird Lavendel-Duft. Dieser stimuliert positive Emotionen und lenkt das Gehirn von der Angst ab. Menschen, denen die Duft-Stimulation hilft, haben häufig ein kleines Fläschchen Lavendel-Öl bei sich. Wenn es notwendig wird, kann die Person daran riechen. In jedem Fall ist es ratsam, ätherische Öle in der Apotheke zu kaufen und sich am besten noch vor Ort beraten zu lassen. Achte bei Ölen immer auf gute Qualität und kaufe nur Öle, die keine Zusatzstoffe enthalten. Wenn das Fläschchen nicht mit „100 %" Lavendelöl bezeichnet ist, können Lösungsmittel und Duftstoffe enthalten sein, die dir auf Dauer schaden könnten.

Solltest du Lavendel nicht mögen, kannst du auch Zitronenöl, Kamille oder Bergamotte-Orange ausprobieren. Hochwertige Marken bieten oft auch Mischungen an, die speziell zur Angstlösung gedacht sind. Achte aber auch hier auf die Qualität.

59. Geschmack gegen Angst (Emotionszugang schmecken)

Manche Betroffene berichten auch von einem bitteren oder metallischen Geschmack im Mund vor und während einer Panikattacke. Grundsätzlich ist das ein körperliches Symptom, aber auch Geschmäcker lösen Emotionen aus und ein Geschmack, der grundsätzlich schon als unangenehm wahrgenommen und dann noch mit Angst oder Panik in Verbindung gebracht wird, kann uns emotional sehr stark beeinflussen. Saure Bonbons können da helfen oder Zähne-putzen, Mundspülung oder Minz-Kaugummi – diese Ge-schmäcker bleiben lange im Mund, sind dominant gegen-über unangenehmen körpereigenen Geschmacksempfin-dungen und werden von vielen Menschen als angenehm empfunden.

Zwar nicht so langfristig wirkend, aber auch Eiscreme soll einen guten Effekt haben. Einerseits löst es bei den meisten Menschen positive Emotionen aus, andererseits stimuliert es durch die Kälte im Hals auch den Parasympa-thikus und bündelt die Aufmerksamkeit.

60. Ich bin ein visueller Typ. Kann ich auch mit Bildern arbeiten? (Emotionszugang sehen)

Sehen als Emotionszugang ist vor allem bei leichten und mittleren Angstzuständen gut anwendbar. Das Foto einer geliebten Person kann in dir positive Gefühle auslösen. Manche Betroffene basteln eine Collage aus Bilden, die ihnen sehr gut gefallen und hängen sie an einen Ort, an dem die Bilder immer sichtbar sind. Auch ein kleines Album mit gesammelten Bildern von schönen Orten und Momenten ist oft hilfreich, da es in der Tasche mitführbar ist. Natürlich kannst du dir auch am Smartphone einen Ordner mit deinen Lieblingsbildern und Videos erstellen.

Doch viele Betroffene bevorzugen ein kleines Büchlein zum Einstecken oder Einkleben ihrer Bilder. Manche bemalen Notizbücher oder Tagebücher - und blättern diese dann immer wieder durch. Da sie mehr Zeit in die Erstellung des kleinen Hilfsmittels stecken, werden Emotionen noch stärker angesprochen als beim Betrachten von Bildern auf dem Smartphone. Zusätzlich zu den visuellen Effekten kann das kleine Album auch ein „Anker-Gegenstand" für dich werden.

61. Was sind „Anker" - Gegenstände?

Ein „Anker" ist ein kleiner Gegenstand, der von Betroffenen immer mitgeführt wird. Es handelt sich dabei um ein Objekt, das dir vertraut ist, eine Muschel, ein glatter Stein, ein Büchlein irgendetwas, dass du befühlen kannst und das am besten in deiner Hand Platz hat.

Wenn du dein Objekt in die Hand nimmst und deine ganze Konzentration darauf lenkst, wie es sich anfühlt, die Form, Temperatur, Geruch, woher es kommt, welche starken, positiven Erinnerungen es in dir auslöst etc., kann es dir helfen, dich zu erden. Erdungstechniken sind sehr hilfreich, vor allem für Personen, die während einer Panikattacke das Gefühl haben, dass sie inmitten eines Tornados aus Sinneseindrücken sitzen.

Wenn du gelernt hast, die zunächst kognitive Technik anzuwenden und dir ein Ankergegenstand bereits einmal dabei geholfen hat, die Angst im Zaum zu halten, reicht es oft bereits diesen Gegenstand in die Hand zu nehmen, um die emotionale Ebene zu zügeln.

Anker werden auch häufig im Zuge von Therapien „installiert" und verwendet.

„Angst beginnt im Kopf. Mut aber auch!" - Unbekannt

STEP 3: Kognitive Ebene

62. Kann ich auf der kognitiven Ebene eingreifen?

Die kognitive Ebene umfasst alles, was mit Denken, Wahrnehmen, Lernen und Verarbeiten von Information im Gehirn zusammenhängt.

Wenn nervöse Angst oder die Katastrophisierung der Gedanken einsetzt, musst du das nicht immer durchleiden. Mit gezielten Techniken ist es möglich, dem Gedankenkarussell wirkungsvoll entgegenzutreten. Auch wenn es den Anschein hat, dass das Gehirn tut, was es will, vergiss nicht, dass das Gehirn am Ende immer noch in *deinem* Kopf sitzt und du ihm nicht hilflos ausgeliefert sein musst. Wenn du das gelernt hast, kannst du die Macht über deine Gedanken zurückgewinnen.

Also ja, auf der kognitiven Ebene kann ebenfalls eingegriffen werden und zwar sehr gut.

63. Was ist die Gedanken-Stopp-Technik?

Willy T.

"Diese Methode kenn ich auch. Allerdings wende ich sie nur an, wenn ich alleine bin und mich nicht in einer Situation befinde, in der mich die Außeneindrücke überreizt haben. Wenn ich bemerke, dass es losgeht, kann ich meine

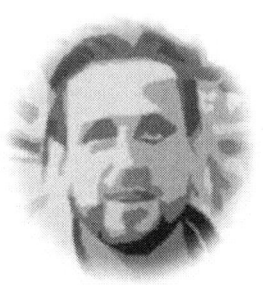

Gedanken unterbrechen, indem ich mit dem Fuß aufstampfe und laut „Stopp" sage. Vielleicht funktioniert bei anderen auch „Stopp" zu denken. Ich brauche aber den körperlichen und auditiven Reiz durch das Spüren und das Hören. Diese Aktion, mit dem Fuß zu stampfen und laut zu sprechen, reißt mich für einen Moment aus der Spirale raus. Das nutze ich dann, um meine Aufmerksamkeit ganz konkret aus meinem Kopf hinauszulenken.

Ich versuche alles, um mich besonders genau und intensiv wahrzunehmen. Dabei konzentriere ich mich zum Beispiel auf das Muster des Tisches, bei dem ich sitze oder auch wie er sich anfühlt, hart, kalt. Ich höre ganz gezielt in mein Umfeld – höre ich Vögel, Autos vorbeifahren, kann ich mich selbst atmen hören. Wie fühlt sich der Boden unter meinen Füßen an oder der Sessel, auf dem ich sitze?

Ich denke, dass diese Methode gut funktioniert. Allerdings muss für mich die Umgebung dafür passen."

64. Wie funktioniert die Mickey-Methode?

Kennst du die Stimme von Mickey Maus? Sie ist hoch und lustig. Erinnere dich an deine Kindheit, an die Zeichentrickfilme, die du früher gesehen hast. Welche Figuren hatten hohe, seltsame Stimmen? Pumuckl wäre auch so ein Kandidat. Wenn dir nichts dazu einfällt, suche dir ein YouTube-Video und höre dir einmal diese Stimmen an.

Eine sehr wirkungsvolle Methode, um mit den Gedanken umzugehen, die deine Angst oder deine Panikattacke begleiten, ist das sogenannte „pitchen" der Gedanken. „Pitch" kommt vom englischen Wort für Tonhöhe. Versuche, die Tonhöhe deiner Gedanken zu verschieben und ihnen die Stimme von Mickey oder Pumuckl zu verleihen. Auch ganz dunkle Stimmen funktionieren. Oder stell dir vor das Faultier „Flash" aus Zoomania spricht deine Gedanken.

Das unterbricht die Katastrophisierung, da dein Kopf Probleme damit hat Aussagen wie: „Diesmal sterbe ich sicher" in einer gepitchten Version ernst zu nehmen. Auch wenn es im ersten Moment ein wenig grotesk erscheint, diese Methode ist sehr wirkungsvoll.

65. Wie verhindere ich den Gedankenstrudel mit aktivem Denken

Simone D.

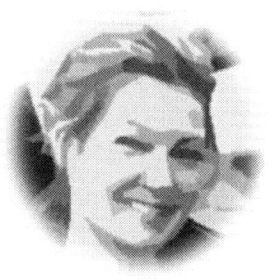

„Ich habe vor Kurzem in einer Facebook-Gruppe einen Post gesehen, in dem jemand empfohlen hat, das Alphabet aufzusagen und zu jedem Buchstaben einen Gegenstand im Raum zu finden. A – Apfelchips, B – Blume etc. Als ich das nächste Mal eine Panikattacke hatte, habe ich diese Technik angewendet und sie hat mir wirklich sehr geholfen. Also das kann ich wirklich weiterempfehlen.

Kopfrechnen ist auch eine sehr gute Methode. Manchmal denke ich mir bestimmte Zahlenreihen durch. Zum Beispiel immer plus 3, dann plus 2: 1,4,6,9,11...

Das strengt den Kopf dann richtig an und dadurch hat er keine Zeit in diesen Gedankenstrudel hineinzugeraten. Ich finde diese Methoden zwar sehr anstrengend. Aber es hilft."

66.

Wie verhindere ich den Gedankenstrudel passiv mit Ablenkung

Caro F.

„Ich bekomme häufig abends oder sogar nachts im Bett große Probleme mit meinen Ängsten. Dann kann ich nicht schlafen, liege stundenlang wach und denke immer wieder dieselben Dinge durch. Es kann passieren,

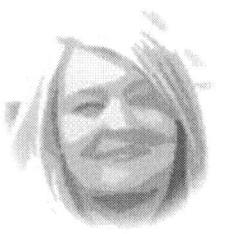

dass ich mich dann richtig schlimm reinsteigere, zu weinen beginne oder auch regelrecht wütend auf mich selbst werde. Zusätzlich zu meiner Angst ärgere ich mich dann so über mich und darüber, dass ich wieder Angst habe, dass ich am liebsten Dinge durch die Gegend werfen oder laut Schreien würde. Manchmal habe ich das Gefühl durchzudrehen. Natürlich kann ich dann überhaupt nicht mehr schlafen. Am schlimmsten ist es immer, wenn ich weiß, am nächsten Morgen muss ich früh raus. Die Kinder müssen geweckt werden zum Beispiel. Das ist am schlimmsten, wenn ich weiß, noch vier Stunden, dann muss ich aufstehen. Wenn ich nicht bald einschlafe, geht es mir morgen schlecht. Und dann schlafe ich erst recht nicht ein.

Wenn ich in so einer Phase bin, schnappe ich mir mittlerweile oft einfach das Handy und schau mir zehn Minuten Videos an: Versteckte Kamera oder lustige Tiervideos, wenn mir nichts Besseres einfällt oder Dinge, die irgendwie beruhigend sind – Menschen, die alte Gegenstände restaurieren oder auch mal nicht jugendfreie Dinge. Ich finde, diese Videos lenken die Aufmerksamkeit so stark auf sich, dass das Gedankenkarussell schnell unterbrochen wird. Und das Gute ist, mir kommt vor, diese Videos wirken auch nach dem Ansehen noch im Gehirn nach. Also die Ängste kommen nach dem Abdrehen nicht gleich wieder zurück.

Oft kann ich dann doch einschlafen. Aber ich weiß auch, dass andere durch das Flimmern eines Bildschirms wieder eher aufgewühlt werden und dann erst recht nicht einschlafen können. Wahrscheinlich würde da auch ein Buch helfen. Tagsüber wirkt das mit den Videos ebenfalls recht gut, falls ich die Zeit habe, mich zehn Minuten zurückzuziehen. Ich verkrieche mich dann und meistens werden die körperlichen Angstsymptome dann auch besser, weil ich durch die Ablenkung leichter in der Lage bin loszulassen".

67. Die 5-4-3-2-1- Methode

Diese Methode ist auch eine Erdungstechnik, die vor allem jenen Personen helfen kann, die sich aus der Realität gerissen fühlen. Die Intensität der Angst kann so stark sein, dass sie die Sinneswahrnehmung der Realität verschiebt. Mit der 5-4-3-2-1-Methode werden alle Sinne nacheinander einzeln aktiviert. So hilfst du deinem Gehirn, die Realität wieder „einzusortieren".

Die 5-4-3-2-1-Methode solltest du auf jeden Fall auch gut üben, damit du sie im Ernstfall anwenden kannst.

- 5 – Sehen: Suche dir fünf einzelne Objekte in deiner Umgebung und konzentriere dich auf sie. Wie sehen sie aus, welche Farben, Texturen haben sie. Wie könnten sie sich anfühlen, wenn du sie berühren würdest. Woher kommen sie?
- 4 – Hören: Danach versuche nacheinander vier Geräusche zu finden und darüber nachzudenken, woher sie kommen und wie sie genau entstehen.
- 3 – Fühlen: Erfühle nun nacheinander drei Texturen. Sind sie glatt, rau, kalt, weich?
- 2 – Riechen: Versuche, zwei unterschiedliche Gerüche bewusst und intensiv wahrzunehmen. Alles um

dich herum hat einen Geruch. Wenn du gar nichts zur Hand hast, vergiss nicht, dass auch deine Kleidung oder deine Haare einen Geruch haben.

- 1 – Schmecken: Welchen Geschmack hast du gerade im Mund? Vielleicht gibt es auch etwas, das du kosten kannst. Manche Betroffene, die diese Technik anwenden, haben immer kleine Süßigkeiten, Zuckerl oder ein Stück Schokolade in der Tasche. Was schmeckst du, wie fühlt es sich auf der Zunge an, wie entsteht der Geschmack, woher kommt er?

68. Kann ich Gedanken auch durch starke körperliche Reize stoppen?

Das Gedankenkarussell lässt sich auch einfach durchbrechen, indem du einen starken körperlichen Reiz setzt. Die körperliche Reaktion auf einen starken externen Reiz ist dominanter als die katastrophisierenden Gedanken.

Iss eine Zitrone (ganz so, als würdest du eine Mandarine essen) oder Chili. Wenn du an Übelkeit leidest, nimm Eiswürfel in die Hände oder halte deine Hände so lange ins eiskalte Wasser, bis du es nicht mehr aushältst. Auch kalt duschen gehen hilft oder barfuß über Schotter laufen. Es gibt unzählige Möglichkeiten. Auch körperlich anstrengende

Aktivitäten unterbrechen den Gedankenstrudel – Liege-stütze, Sit-ups. Oder eine Kombination aus allem.

Natürlich kann und wird es passieren, dass die Gedanken wiederkommen. Aber wir haben die Negativspirale auf der kognitiven Ebene zunächst einmal unterbrochen und geben uns so wieder Kapazitäten frei, um auf den anderen Ebenen weiterzuarbeiten. Jeder noch so kleine Schritt kann Erleichterung bringen und ein Unterbrechen der Gedanken an dieser Stelle verhindert ein weiteres Aufschaukeln der Angst.

69. Ich habe das Bedürfnis zu reden, ich habe aber niemanden. Was soll ich tun?

Manche Betroffene haben das Bedürfnis, während eines erhöhten Angstzustands oder einer Attacke mit jemandem zu reden. Warum? Es beruhigt, erdet und lenkt gut ab.

Ein interessanter Gedanke dazu stammt aus einem Angst-Forum. Die Person beschreibt, dass sie sich immer jemanden zum Reden sucht, da es sich unrealistisch anfühlt, dass man inmitten eines Gesprächs mit jemand anderem tot umfällt. Doch nicht immer haben betroffene Menschen um sich, die auch wirklich zuhören (wollen).

Willy T.

„*Gemeinsam geht's leichter. Ich bin in einigen Facebook- und WhatsApp-Gruppen, die dazu geschaffen wurden, damit wir Betroffene uns gegenseitig unterstützen. Diese Gruppen sind Gold wert, denn oft hilft es schon, mit* 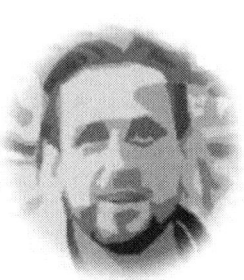 *anderen Menschen zu sprechen oder zu schreiben.*

Ich habe leider die Erfahrung gemacht, dass ich mein privates Umfeld zu sehr mit meinen „Zuständen" belastet habe. Irgendwann kam der Punkt, an dem ich nicht mehr ernst genommen wurde bzw. gute Freunde, die sonst immer erreichbar waren, beim Telefon nicht mehr abnahmen, wenn ich anrief. Auch aus der eigenen Familie kam oft ein „Ich habe jetzt keine Zeit dafür". Zu meinem eigenen Rückzug aus der Gesellschaft wegen meiner sozialen Phobie kam also auch noch das Alleingelassenwerden. Meine Eltern waren zwar für mich da, aber ich fühlte mich trotzdem bald sehr einsam. Und ich denke, dass das einige kennen.

So sehr es auch kränkt, mittlerweile kann ich es natürlich auch nachvollziehen, dass nicht alle Menschen damit umgehen können, ständig mit denselben Problemen anderer belastet zu werden.

In den Gruppen im Internet ist das anders. Hier sind nur selbst Betroffene unterwegs und die können natürlich auch nachfühlen, was es wirklich heißt, echte Angst zu haben. Wenn es Leuten gerade sehr schlecht geht, posten sie das manchmal in die Gruppe und erhalten sofort Zuspruch oder Angebote zum Austausch mit anderen. Ich habe in den Gruppen wirklich sehr, sehr positive Erfahrungen gemacht. Und da ich mir naturgemäß im echten Leben sehr schwer tue, neue Menschen in mein Leben zu lassen, fühlt es sich gut an, dass das online gar nicht der Fall ist. Ich kann auch andere unterstützen. Mir hilft das Schreiben mit anderen im Fall des Falles sehr gut."

70. Wie lerne ich Gedanken zu Ende zu denken?

Wie läuft das Gedankenkarussell ab? Auf einmal taucht ein Gedanke im Kopf auf. Rein objektiv ist es nur ein simpler Gedanke, nicht von sich aus gut oder schlecht. Einfach ein Gedanke. Doch so wie alles um uns herum bewerten wir ihn. Unser Gehirn ordnet ihn in eine Kategorie ein. Und dadurch kann ein und derselbe Gedanke, der früher vielleicht einmal ein schöner war, heute ein ganz schrecklicher sein. Jeder bewertet dabei seine Gedanken vollkommen unterschiedlich. Während der eine gerne von einem Berggipfel hinunter ins Tal blickt und Frieden und Freiheit spürt, bekommt der andere bereits beim Gedanken an eine Bergwanderung erste Stresssymptome. Das ist wichtig zu verstehen. Die Bewertung von Gedanken ist von Mensch zu Mensch unterschiedlich!

Das Gehirn neigt nun durch das Adrenalin, das bereits durch die negative Bewertung von Gedanken in die Blutbahnen schießt, weitere ähnliche Gedanken zu produzieren, die ebenfalls negativ bewertet werden. Das sogenannte „Katastrophisieren" setzt ein. Typisch dabei ist, dass Gedanken nicht zu Ende gedacht werden, sondern am Höhepunkt der negativen Bewertung abgebrochen und vom nächsten schlimmen Gedanken abgelöst werden. Automatisch verfallen wir in ein „Grübeln". Und das lässt sich mit einiges an Übung unterbrechen, indem wir lernen, einen Gedanken zu Ende zu denken, bevor wir einen neuen zulassen. Allerdings sei dazugesagt, dass diese Technik eher am Anfang der Angstspirale funktioniert, ab einem gewissen Punkt der Katastrophisierung ist es besser, die Gedanken mit anderen Methoden zu stoppen.

Wenn du dir nun Sorgen machst, dass du in der Öffentlichkeit eine Panikattacke bekommen könntest, solltest du versuchen, diesen Gedanken bis zum Ende durchzudenken. Was wird genau passieren, wenn es denn so wäre? Wie würde das Umfeld reagieren? Was wäre das Allerschlimmste, das passieren könnte, wenn deine Befürchtung eintrifft? Lass nicht zu, dass deine Gedanken zu Krankenhausszenarien oder Reaktionen von Menschen, die erst bei der nächsten Begegnung stattfinden werden, etc. weiterspringen, sondern bleibe gedanklich in der Situation. Du wirst feststellen, dass die Chance, dass das Allerschlimmste passieren wird, relativ gering ist und dass du deine Angst-situation aller Wahrscheinlichkeit nach überleben wirst. Mit diesem bewussten Denken erlangst du wieder die Kontrolle über dein Gehirn zurück.

Diese Methode erfordert jedoch wirklich einiges an Übung und ist auch nicht für jede Situation geeignet. Manche praktizieren sie jedoch erfolgreich, weshalb wir beschlossen haben, sie auch hier aufzunehmen.

71. Ein guter Rat an dich selbst

Wenn deine beste Freundin oder sogar ein wildfremder Mensch zu dir kommt und gerade eine Angstsituation oder eine Panikattacke durchlebt. Was würdest du ihm/ihr raten?

Die meisten Menschen haben kein Problem damit, anderen gute Ratschläge zu erteilen. Du bist Experte auf deinem Gebiet und kannst durch deine persönliche Erfahrung anderen weiterhelfen. Das schaffen die wenigsten Menschen jedoch für sich selbst. Sobald du merkst, dass sich die Reaktionen auf der emotionalen und körperlichen Ebene reduzieren, kannst du beginnen, dir selbst auf der kognitiven Ebene Ratschläge zu erteilen, als würdest du sie einem Freund geben.

Durch diese Technik verschiebst du deine Wahrnehmung heraus aus der Opferposition, hin zum Handelnden.

Und das hat einen nicht zu unterschätzenden Effekt auf den Verlauf deiner Angst oder Panik. Durch das aktive „Unterbrechen" der Angstsituation auf der kognitiven Ebene hat das Gehirn keine Chance, sich allzu sehr in die Situation hineinzusteigern. Und je häufiger diese Unterbrechungen angewendet werden, umso leichter fällt es im Endeffekt. Das ist ein Lernprozess.

72. Wie lange dauert es, bis ich die Methoden wirksam einsetzen kann?

Im Allgemeinen wird geraten, sich zu Beginn auf einige wenige Techniken zu konzentrieren und zu üben, üben, üben. Oft wird empfohlen, Techniken drei Mal am Tag im „gesunden" Zustand zu trainieren. Vor allem die Atemtechniken, progressive Muskelentspannung und kognitive Techniken können am besten angewendet werden, wenn sie gut im Gehirn verankert sind. Und das funktioniert nur durch Übung.

Manche Menschen machen den Fehler, dass sie Techniken in der Paniksituation anzuwenden versuchen, die sie nicht wirklich eintrainiert haben oder falsch anwenden. Dann heißt es gleich nach dem ersten Fehlversuch: „Das funktioniert bei mir nicht". Es kann leicht sein, dass es Methoden gibt, die dir nicht zusagen und die vielleicht wirklich keinen positiven Effekt auf dich haben – das musst du selbst herausfinden. Aber wie bereits eingangs gesagt, verschließe dir nicht von vornherein Türen, indem du dir sagst: „Das funktioniert nicht."

Vertraue darauf, dass es Methoden gibt, die auch dir helfen. Vielleicht klappt es nicht beim ersten Mal, sondern erst beim fünften oder zehnten Versuch. Hab Geduld und Vertrauen, übe und nimm Kontakt mit anderen Betroffenen auf, wie es ihnen ergangen ist und welche Erfahrungen sie gemacht haben.

Langfristige Methoden

„Ich bin stolz auf meine Erfolge, egal wie klein sie sind."

73. Wie findest du heraus, was dir guttut?

Leider gibt es keinen Knopf, den wir drücken können, um die Angst einfach abzustellen. Kein Medikament der Welt wirkt für alle Menschen gleich. Es gibt sie nicht – *DIE* eine Lösung. Aber das weißt du schon längst. Was für die Stopp-Methoden gilt, betrifft leider auch die langfristigen, um mit der Angst auf Dauer klarzukommen. Manche Dinge helfen den einen ganz hervorragend, bei anderen wirken sie gar nicht oder verschlimmern sogar noch alles. Wie kann das sein?

Grob gesagt können zwei Arten von Stresstypen unterschieden werden: jene Menschen, die in eine „Schockstarre" verfallen und die anderen, bei denen der „Kampf oder Flucht"-Modus ausgelöst wird. Beim ersten Typ bleiben die Betroffenen in ihrer Angstsituation. Sie haben keinen Fluchtimpuls, der Blutdruck sinkt, der Puls wird langsamer. Die Betroffenen klagen über ein Kältegefühl oder „kalten Schweiß", die Atmung verlangsamt sich, es kommt zu Schwindel, Übelkeit, Stuhl- oder Harndrang. Sie fühlen sich machtlos, weinen vielleicht und haben das Gefühl, in eine Ohnmacht zu fallen. In diesem Fall ist der Parasympathikus in der Angstsituation überstimuliert. Das kann einfach naturgemäß bei manchen Menschen auftreten, aber auch eine chronische Überreizung kann zu diesem Effekt führen, wenn der Nerv zum Beispiel durch körperliche Muskelverspannungen längerfristig eingeengt oder anders geschädigt wird.

Wenn hingegen der Blutdruck steigt, das Herz rast, sich die Muskeln verspannen und die Atmung sich verschnellert, ist der Sympathikusnerv in der Angstsituation überreizt. Davon berichten die meisten Betroffenen.

In beiden Fällen würde der jeweilige Gegenspieler – Sympathikus oder Parasympathikus - eingreifen und dabei helfen, das Nervensystem wieder zu stabilisieren. Wenn das nicht funktioniert, wird übermäßig viel Adrenalin im Körper ausgeschüttet und es kann in beiden Fällen passieren, dass der Körper eine Panikattacke auslöst.

Welcher Typ wir sind, hängt einerseits von der Veranlagung ab, aber auch sehr stark davon, was wir im Laufe der Zeit an Strategien zum Umgang mit der Angst erlernt haben, was an und für sich keine schlechte Nachricht ist, denn was erlernt ist, kann auch wieder verlernt werden.

Was dir in deiner Angst gerade guttut und was nicht, hängt zum einen mit deinem Stresstyp zusammen, aber auch mit den Erfahrungen, die du auf deiner Reise mit der Angst bereits gemacht hast. Am Ende ist deine Angst so individuell wie du selbst und daher gibt es leider keine Blaupause, wie du mit ihr umgehen kannst. Das Einzige, was du machen kannst, ist viel probieren – Trial und Error – Versuch und Irrtum und darauf vertrauen, dass es etwas gibt, dass dir helfen wird.

Betrachte die folgenden Punkte als Impulse, um deinen Weg leichter zu finden. Es wird nicht ausreichen, die Zusammenfassungen der folgenden Kapitel zu lesen, um Visualisierung, Affirmationen, Meditation etc. zu beherrschen. Dazu gibt es wieder jeweils Bücher, Kurse etc. Wir können dir hier nur Wege zeigen, die funktionieren und du kannst dein Wissen über diese Methoden selbstbestimmt vertiefen, wenn du möchtest.

Du *musst* nichts davon umsetzen, wenn du kein gutes Gefühl dabei hast. Aber nimm dir auch nicht selbst deine Chancen, indem du gleich vorwegsagst, dieses und jenes funktioniert sowieso nicht. Wir haben uns zusammengesetzt und uns dafür entschieden, jene Wege in das Buch aufzunehmen, mit denen die meisten von uns gute Erfahrungen gemacht haben.

74. Wie trainiere ich den Parasympathikus?

Langfristig kann ein gut trainierter Parasympathikus dazu beitragen, dass die Stressregulation im Köper reibungsloser funktioniert. Das bedeutet, dass Stress und überschüssiges Adrenalin im Körper schneller abgebaut werden können. Und davon haben wir aufgrund der Angst und Panik genug im Körper.

Wenn wir nun zu viel Adrenalin und Cortisol im Blut haben, würde also im Normalfall der Parasympathikus aktiv werden und uns nach kurzer Zeit wieder auf „Betriebstemperatur" bringen (okay in Wirklichkeit sind die körperlichen Abläufe noch viel komplizierter, aber wir wollen ein praxisnahes Buch und kein medizinisches Standardwerk schreiben). Wenn das alles nicht funktioniert, kann es passieren, dass der Körper eine Panikattacke auslöst, um möglichst schnell das Adrenalin wieder abzubauen.

Ein durch ständige Überaktivität eines geschwächten oder sogar verkümmerten Parasympathikus, kann dieser den aktivierenden Sympathikusnerv irgendwann nicht mehr ausgleichen. Konstantes Training durch gezielte Entspannungstechniken und das Erlernen unterschiedlichster Methoden, kann dabei helfen, den Parasympathikus zu trainieren und seine Funktionalität wieder zu steigern.

Zum Training eigenen sich Atemübungen, Meditation, regelmäßige Massagen, Stimulation im Halsbereich durch Singen, Tönen oder Gurgeln, Lachen, Ausdauersport, Temperaturreize wie Kneippen oder in die Sauna zu gehen. Aber auch mit gesunder Ernährung und vor allem der Einnahme von Probiotika (die beispielsweise im Joghurt vorkommen) wird dein Nervensystem gestärkt.

Wenn du unter starken Verspannungen im Nackenbereich leidest, solltest du außerdem deine Masseurin oder deinen Arzt um Rat fragen. Es könnte sein, dass durch die Verspannung auch dein Parasympathikus chronisch gereizt oder verengt ist. Auch das kann wie gesagt zu Ängsten oder Depressionen führen.

75. Negative Glaubenssätze identifizieren und in Affirmationen umwandeln?

Sagst oder denkst du manchmal Sätze wie „Ich schaffe das alles nicht mehr!", „Ich bin so dumm.", „Das kann doch alles gar nicht funktionieren.", „Ich werde niemals gesund", „Die Angst macht mich körperlich krank", „Ich bin eine Bürde für meine Familie"…

Das alles sind negative Glaubenssätze, die wir uns im Laufe unseres Lebens antrainiert und verinnerlicht haben. Sie entstanden in uns selbst oder wurden uns von unserem Umfeld gelehrt. Es sind Verallgemeinerungen, bestimmte Muster in unserem Leben. Alle Sätze, die „immer", „nie", „jeder", „niemand" etc. beinhalten, sind mit großer Wahrscheinlichkeit Glaubenssätze. Du musst verstehen, dass sie nicht wahr sind.

Sammle diese Sätze, die dir immer wieder unterkommen, ein paar Tage lang. Dann überlegst du bei jedem einzelnen: Ist deine Erfahrung denn wirklich immer dieselbe? Gibt es vielleicht doch manchmal Ausnahmen? Bsp.

„Diese Techniken funktionieren bei mir nie!" – Hat denn keine Technik jemals eine (wenn auch nur leichte) Besserung gebracht? Hast du sie denn häufig genug angewendet, um das wirklich so sagen zu können? Hast du sie häufig trainiert?

Leider ist es so, dass dein Unterbewusstsein darauf programmiert ist, deine Gedanken immer wieder zu bestätigen, daher wird es mit aller Kraft versuchen, dich in Situationen zu bringen, in denen du dich selbst bestätigst. Wenn dein Glaubenssatz heißt, „Diese Techniken wirken bei mir alle nicht.", kann es sein, dass du dazu tendierst deine Übungen vorzeitig abzubrechen. Sollte etwas doch einmal funktionieren, wird das als Ausnahme und nicht bedeutungsvoll wahrgenommen.

Das Gute ist, dass wir Glaubenssätze, sobald wir sie erkannt haben, in Affirmationen umwandeln können. Das bedeutet, wir nehmen einen negativen Glaubenssatz und schreiben ihn um – z. B. „Das funktioniert alles nicht" in „Ich werde es so lange versuchen, bis ich etwas finde, das funktioniert!"

Wichtig ist nur, dass Affirmationen positiv formuliert werden. Das bedeutet, eine Affirmation sollte kein „nichts" etc. enthalten, da das Gehirn diese Verneinung nicht wahrnimmt. Z. B. eine Affirmation sollte demnach nicht lauten – „Ich werde nicht aufgeben!", denn das Gehirn reagiert hauptsächlich auf die Worte „Ich" und „aufgeben". Das wäre nicht zielführend. Besser formuliert würde diese Affirmation z. B. lauten: „Ich werde mein Ziel erreichen."

Deine für dich wirksamsten Affirmationen kannst nur du selbst finden. Erkenne deine Glaubenssätze und formuliere sie zu Affirmationen um. Wiederhole sie mehrmals täglich und auch während einer Angst- oder Panikattacke kannst du mit Affirmationen arbeiten, wenn du sie ständig wie ein Mantra wiederholst, wirken sie auf der kognitiven Ebene.

Beispiele für Affirmationen aus unserer Gruppe:
- Ich bin stolz auf meine Erfolge, egal wie klein sie sind.
- Ich führe diesen Kampf zu Ende und werde überleben.
- Die Situation geht vorüber.
- Ich kann meine Angstreaktion durch Techniken beeinflussen.
- Ich übe jeden Tag.
- Ich erlaube mir die Zeit zu nehmen, die ich brauche, um einen Weg zu finden, der mir hilft.

76. Wie funktioniert Visualisierung und wie kann mir das helfen?

Leistungssportler visualisieren ihr Ziel, den Sieg oder bestimmte Bewegungsabläufe, bevor sie sich in einen Wettkampf begeben. Das bedeutet, sie stellen sich ihr Ziel so intensiv vor, als würden sie es erleben. Sie sehen den

Moment des Sieges vor ihrem inneren Auge, stellen sich vor, wie sich der Boden unten ihnen anfühlt, die Luft, der Schweiß, der ihnen den Nacken hinunterläuft. Sie stellen sich vor, wie die Menschen jubeln. Mit diesem Bild im Kopf wird der Wettkampf gestartet.

Die Visualisierung ist ein mächtiges Mittel, um Emotionen hervorzurufen oder zu kontrollieren, aber auch ein Mittel zur Selbstmanipulation, denn das Unterbewusstsein kann ab einer gewissen Visualisierungsfähigkeit nicht mehr unterscheiden, ob es sich um Vorstellung oder Realität handelt. Der australische Physiologe Alan Richardson hat die Visualisierung in einem sportlichen Experiment getestet, indem er drei Basketball-Gruppen Freiwürfe werfen ließ. Die erste Gruppe trainierte nach der ersten Bestandsaufnahme 20 Tage lang Freiwürfe, die zweite Visualisierte die Freiwürfe nur und die dritte Gruppe tat beides nicht. Während bei der dritten Gruppe keine Verbesserung der Freiwurffähigkeit festgestellt werden konnte, steigerten Gruppe eins und zwei ihre Fähigkeit gleichermaßen.

Wenn wir nun versuchen, unseren psychischen Zustand mithilfe von Visualisierung langfristig zu verbessern, müssen wir die Visualisierungen regelmäßig üben. Einerseits hilft diese Technik bei der Entspannung, anderseits versetzt sie uns in einen imaginären Zustand der Angstfreiheit. Wenn wir diese Erfahrung im Kopf verankern können, können wir im Notfall in der Realität darauf zugreifen und Visualisierung nutzen, um uns wieder zu erden.

Worauf bezieht sich eine Visualisierung nun? Die Visualisierung kann als einfache Entspannungstechnik angewendet werden. Am einfachsten schaust du einmal auf YouTube vorbei und gibst den Suchbegriff „Traumreisen" ein. Du kannst aber auch ganz konkret in deiner Vorstellung in deine Angstsituationen gehen – seien es konkrete Phobien, das Autofahren, Menschengruppen etc. – und diese regelmäßig durchvisualisieren. Langfristig arbeitest du damit, wie die Basketballgruppe an deinem Vermeidungsverhalten.

Du kannst aber auch den Moment in deinem Leben visualisieren, an dem du die Dinge tust, die du zuvor als deine Ziele festgelegt hast, oder wie du ein Leben ohne Angst führst.

Auf dieses Bild kannst du dann im Notfall zurückgreifen. Manche Betroffenen nutzen Visualisierungen auch als „Safe Place" und es funktioniert für viele wirklich gut. Zehn Minuten täglich an Training reichen aus, um langfristig einen starken positiven Einfluss auf den Verlauf der Angststörung zu haben.

77. Wie kann Sport helfen?

Viele Betroffene berichten, dass ihnen regelmäßiger Sport gut gegen die Angst hilft. Das wird auch in Studien belegt[6]. Sowohl in akuten Angstzuständen als auch langfristig ist eine starke positive Wirkung von Sport nachgewiesen.

Die besten Effekte erzielen Ausdauertrainings wie Joggen und Radfahren. Aber auch regelmäßige schnelle Spaziergänge erzielen nach der Erfahrung vieler Betroffener wirklich gute Ergebnisse. Nur solltest du dich regelmäßig bewegen, am besten täglich. Wobei zehn Minuten am Tag schon reichen können, um einen positiven Effekt zu erzielen. Einzelpersonen berichten aber auch, dass Sport ihnen gar nicht helfe und ihre Ängste wiederum triggere. Rein wissenschaftlich gesehen ist es jedoch allemal einen Versuch wert.

Gehen wir davon aus, dass der Körper, abgesehen von der emotionalen und der kognitiven Ebene, mit einer Panikattacke versucht, überschüssiges Cortisol und Adrenalin abzubauen. Zu viel dieser Stresshormone sind für unser

---

[6] *Schwerdtfeger, Die Effekte des Sporttreibens auf das Spannungs-und Angsterlebens (2012) in R. Fuchs & W. Schlicht, Seelische Gesundheit und Sportliche Aktivität, S. 186-2017.*

Herz-Kreislauf-System gefährlich und haben auch direkte Auswirkungen auf den Blutzuckerspiegel.

Rein körperlich steigt bei einer Panik-attacke dein Blutdruck, dein Puls, du beginnst schneller zu atmen, bekommst Herzrasen, spürst vielleicht ein Stechen in der Brust. Ähnliches passiert, wenn du dich beim Sport überforderst. Bei sportlicher Betätigung werden ebenso diese überflüssigen, aufgestauten Stresshormone abgebaut und genau das versucht der Körper auch während einer Panik-attacke. Da Sport nun ebenfalls die Stresshormone im Körper abbaut, wird dieser Art von adrenalininduzierten Panikattacken ein wenig das „Futter" genommen. Das führt im besten Fall zu einer Verringerung oder zumindest Abmilderung der Attacken.

Der zweite positive Effekt von Sport ist, dass dein Herzmuskel und deine Lungen durch die stärkere Beanspruchung trainiert werden. In der Anstrengung beginnst du zudem richtig zu atmen, da du dich auf die Bewegung und die Anstrengung konzentrierst und dem Körper selbst das Atmen überlässt, ohne darüber nachzudenken. Das kann sich vor allem auf nächtlichen Panikattacken positiv auswirken.

78. Kann ich Meditation oder Achtsamkeitstraining nutzen?

Der ganze Wirbel rund um uns, lässt die Menschen im Alltag selten zur Ruhe kommen. Doch gerade das benötigt der Körper um überschüssiges Adrenalin abzubauen, sich zu regenerieren und auch um Gedanken und Eindrücke zu ordnen und zu verarbeiten.

Meditation und Achtsamkeitsübungen sind dabei bewährte Strategien, um den Körper und den Kopf in einen Ruhezustand zu versetzen und so langfristig von den positiven Effekten auf Angststörungen und Panikattacken zu profitieren.

Nun ist allerdings Meditation nicht gleich Meditation. Es gibt östliche Strömungen, esoterische Auslegungen, religiöse Meditationen in Form von kontemplativem Gebet, ganz „nüchterne" Varianten oder auch Meditation in Verbindung mit Körperübungen, etc. Die Tatsache, dass Formen der Meditation in beinah allen Regionen und Kulturen der Erde vorkommen, spiegelt die Wirksamkeit dieser Methoden wider. Natürlich ist es bei dieser Vielfalt schwierig für sich selbst die richtige Variante zu erkennen.

Im Internet finden sich unzählige YouTube-Videos, Bücher, sogar Apps mit geführten Meditationen oder auch

Kurse. Dasselbe gilt für das Achtsamkeitstraining. Wenn du also Zeit findest, informiere dich einmal über die unzähligen Möglichkeiten und Ausrichtungen, die dir im Bereich der Meditation zur Verfügung stehen.

Bevor du jedoch Hals über Kopf startest, solltest du dir bewusst sein, dass du damit nicht in wenigen Tagen Ergebnisse erzielen wirst. Meditation und Achtsamkeit musst du erst erlernen, wenn du noch nie zuvor damit zu tun hattest. Dafür brauchst du etwas Geduld und am besten auch eine tägliche Übungseinheit. Nimm dir zehn Minuten oder eine viertel Stunde täglich Zeit. Manchmal dauert es bis zu sechs Wochen, bis du die ersten Erfolge siehst, aber wenn du durchhältst und die richtige Methode für dich erkennst, wirst du bemerken, dass du langfristig weniger Angst hast.

Aus unserer Community heraus wissen wir, dass nicht jede Art der Meditation für jeden Betroffenen geeignet ist, also höre gut auf dein Bauchgefühl und vor allem überfordere dich nicht von vornherein. Dasselbe betrifft auch das Achtsamkeitstraining.

Vorsicht allerdings, wenn du unter Psychosen leidest. Dann solltest du vorab mit deinem Arzt sprechen, wenn du vorhast, dich auf eine regelmäßige Meditation einzulassen.

79. Können mir Routinen helfen?

Gute Routinen und geregelte Abläufe deines Tages können sogar sehr hilfreich sein, um deine Angst in den Griff zu bekommen. Viele erfolgreiche Menschen nutzen eine Technik namens „Morgenroutine". Diese besteht auch in mehreren Abläufen, die einen geregelten und entspannten Ablauf am Morgen garantieren. Hier wird schon einmal Stress abgebaut und ein positiver Impuls gesetzt, der sich dann in den ganzen Tag mit hineinnehmen lässt. Eine Morgenroutine ist sehr individuell, da sie genau auf die eigenen Bedürfnisse zugeschnitten ist.

Kurz gesagt ist sie ein strukturierter Ablauf mit verschiedenen Aktionen, die jeden Tag gleich ablaufen. Frühes Aufstehen und eine halbe Stunde Zeit nur für dich selbst, bevor der Wirbel des Alltags losgeht. Du könntest beispielsweise in Ruhe ein paar Seiten eines guten Buches lesen, eine „Sauerstoffdusche" am offenen Fenster nehmen, meditieren etc. In deine Morgenroutine solltest du auf keinen Fall dein Handy, den Fernseher oder Zeitungen mit Nachrichten miteinbeziehen. Die Außenwelt kann dir in dieser Zeit vollkommen egal sein. Auf jeden Fall ist eine Morgenroutine sehr zu empfehlen.

Auch eine Abendroutine hilft, vor allem, wenn du unter Schlaf- und Einschlafproblemen leidest. Finde heraus, was dir guttut (Tee, duschen, lesen, kuscheln ...) und vermeide am Abend das Fernsehen und dein Smartphone. Diese stimulieren dein Gehirn und das sollte am Abend zur Ruhe kommen, vor allem dann, wenn du Schlafprobleme hast oder unter nächtlichen Panikattacken leidest.

Auch tagsüber kannst du Routinen entstehen lassen – so wie die Tee- oder Kaffeepause nach dem Mittagessen, ein regelmäßiges Nickerchen oder einfach eine Auszeit, in der du 15 Minuten für dich Zeit nimmst, meditierst oder auch einfach nur aus dem Fenster siehst und vorbeifahrende Autos beobachtest. Alle diese Aktivitäten stärken den Parasympathikus und bilden auch Rettungsinseln im Alltag.

Zum Thema Routinen gehören aber auch negative Routinen. Diese solltest du in deinem Leben erkennen und herausfinden, was dir schadet. So wie du negative Glaubenssätze durch Affirmationen ersetzen kannst, kannst du auch negative durch positive Routinen ersetzen. Trinkst du zu viel Kaffee? Bewegst du dich zu wenig? Verstärken die regelmäßigen Nachrichten im Fernsehen oder im Internet deine Angst? Versuche, dich tagsüber selbst zu beobachten, mache dir gegebenenfalls Notizen und versuche deine negativen Routinen durch positive zu ersetzen.

80. Womit gibt es noch Erfahrungen?

Kurz umrissen werden wir hier noch einige Erfahrungen einzelner Personen teilen. Allerdings wird hier nicht so im Detail darauf eingegangen, da wir in unserer Gruppe zu wenig Referenz haben und manche Methoden auch wissenschaftlich umstritten sind. Ganz ausschließen wollen wir sie trotzdem nicht, da Einzelne positive Erfahrungen damit gemacht haben. Sieh die folgenden Ideen als zusätzliche Inspiration an.

- Akupunktur und Akupressur
- Chiropraktik
- Mudras
- Kinesiologie
- Elektrotherapie (es gibt sogar mobile Geräte, die über Ohrclips Strom in deinen Körper leiten und so dein Gehirn stimulieren. Sprich jedoch unbedingt mit einem Arzt, bevor du solche Methoden in Angriff nimmst)
- Floating Tanks (eignen sich wunderbar zur Entspannung, können aber auch triggern, vor allem, wenn du an Platzangst leidest)

81. *Ernährung*

Die falsche Ernährung kann eine massive Rolle in der Entstehung von Angst und Panikattacken spielen, denn alles, was wir unserem Körper zuführen hat Auswirkungen auf den gesamten Organismus. Vor allem regelmäßige Fehlernährung kann über kurz oder lang zu Mangelerscheinungen führen, die wiederum Angst und Stress fördern. Zur Veranschaulichung, welche massive Auswirkung eine radikale Ernährungsumstellung haben kann, kommt an dieser Stelle eine Betroffene zu Wort, die genau das durchgezogen hat. Sie hat uns in der Recherchephase zu diesem Buch auf Facebook erreicht und uns dankenswerterweise erlaubt, dass wir ihre großartige Geschichte hier teilen.

Anna:

„Ich hoffe, es geht allen gut. Ich möchte einige Fortschritte teilen, die ich in den letzten Monaten gemacht habe.

Eine kleine Hintergrundgeschichte:

Vor 16 Jahren bekam ich Panikattacken. Und das gleich sehr heftig. Ich konnte nicht Auto fahren, aus dem Haus gehen oder allein sein. Und dieses Muster setzte sich über viele Jahre fort. Ich fing an, mich nach und nach viel besser zu fühlen, indem ich mich selbst antrieb, viel Selbstarbeit, Affirmationen, CBD-Öl, Magnesium nahm. Aber ich hatte trotzdem tagsüber Angst und Panikattacken. In den letzten 4 Monaten begann ich mich krank zu fühlen, müde, träge. Ich habe ein paar Blutuntersuchungen gemacht und alles war ein bisschen aus dem Ruder gelaufen. Vor allem beim Cholesterin, Glukose (fast prädiabetisch), niedriger Vitamin D- und Eisenspiegel.

Erst dann habe ich endlich das getan, was ich vor langer Zeit schon hätte tun sollen. Ich habe meinem Leben eine 180 Grad-Wendung gegeben:

- *Ich habe aufgehört, verarbeitete Lebensmittel zu essen (Pizza, Burger, Fast Food, süßer Tee ...).*
- *Ich habe aufgehört, Alkohol zu trinken (kalter Entzug).*
- *Ich habe aufgehört, Gluten zu essen.*
- *Ich trinke keine Milchprodukte mehr (wegen den Hormonen darin).*
- *Ich habe aufgehört, raffinierten Zucker zu essen (Kekse, Kuchen, Gebäck, Pasteten) das einzige Süße, was ich mir gönne, sind frische oder gefrorene Früchte und manchmal dunkle Schokolade 85 %.*
- *Ich trinke über 3 Liter pro Tag.*
- *Ich gehe endlich ins Fitnessstudio (viermal pro Woche).*

- *Außerdem nehme ich täglich Magnesiumglycinat ein. (Magnesiumcitrat/-oxid absorbiert nicht so gut und ist ziemlich nutzlos)!*
- *Ich nehme 60 mg Eisen pro Tag ein[7].*
- *Ebenso pro Tag 5000 IE Vitamin D3[8],*
- *Vitamin C und jedes Multivitamin.*

Ich habe das natürlich alles ärztlich abklären lassen, da ich ja meine Gesundheit verbessern und nicht das Gegenteil bewirken will. Das alles ist ziemlich hart, aber wisst ihr, was passiert ist? Ich habe keine Angst- oder Panikattacken mehr!!! 3 Monate und 0 Panikattacken! Ich fühle mich immer noch von Zeit zu Zeit gestresst, vor allem in meiner Rolle als Mama. Aber ich habe keine richtige Angst, keine Panik mehr.

Ich stell mir das so vor – mein Körper war in einem ständigen Zustand von Stress und voll von Entzündungsherden aufgrund meiner schlechten Ernährung und meines Lebensstils. Und er hat mir verzweifelt gesagt: „Tu etwas!" Ich habe das Gefühl, dass Angst und Ernährung und Lebensstil sehr eng miteinander verbunden sind.

Ich erinnere mich daran, schlechte Sachen wie Pizza, Lasagne oder Burger gegessen zu haben und danach starkes Sodbrennen mit Blähungen gehabt zu haben und immer gefolgt von Angst- und Panikattacken.

---

[7] Diese Angaben sind keine Empfehlungen, sondern lediglich der Erfahrungsbericht einer Betroffenen!
[8] Siehe Fußnote 7.

Können Ernährungsumstellungen und Bewegung die Antwort sein, um Angst und Panik zu beenden? Bei mir zumindest war es so. Ich hoffe, das hilft einigen! Als jemand, der seit über 16 Jahren unter Angstzuständen leidet, freue ich mich, diese Erfahrung mit euch teilen zu dürfen."

TIPP: Eine Blutuntersuchung kann helfen abzuklären, ob du an Mangelerscheinungen leidest.

82. Wie komme ich zu ausreichend Schlaf?

Natürlich spielt auch das Schlafverhalten eine wichtige Rolle bei der Entstehung der Angst. Je schlechter Menschen schlafen, desto schwieriger regeneriert sich der Körper vom Alltagsstress. Chronische Müdigkeit drückt auf die Stimmung und schwächt das Immunsystem. Nun ist der Schlaf für viele Betroffene ein schwieriges Thema. Die meisten Menschen, die an Angst- und Panikstörungen leiden, haben auch Schlafprobleme. Viele leiden an nächtlichen Panikattacken, stundenlangem Grübeln oder schlicht und ergreifend Ein- und Durchschlafproblemen.

Viele Betroffene, die Schlafprobleme haben und sehr darunter leiden, bekommen früher oder später Schlafmittel – Benzodiazepine („Benzos") oder Z-Substanzen (die weniger leicht abhängig machen als die herkömmlichen Benzos, aber eine ähnliche Wirkung haben). Leider wirken diese Medikamente so, dass sie zwar den Schlaf fördern, aber die Tiefschlafphasen, die der Körper natürlicherweise zum Erholen benötigt, reduzieren. Auch die REM (Traum)-Phasen sind wichtig, damit das Gehirn Erlebtes und Erlerntes verarbeiten kann. Antidepressiva lassen diesen Teil des Schlafes vollkommen verschwinden. Wird also der Schlaf mit Medikamenten eingeleitet, ist er bei weitem nicht mehr so erholsam wie natürlicher Schlaf. Auch die psychische Abhängigkeit ist ein wichtiger Aspekt. Schon nach kurzer Zeit sind Betroffene überzeugt davon, dass sie ohne ihre Medikamente gar nicht mehr schlafen können. Und allein durch diese Gedanken und den Stress, der von ihnen wiederum ausgelöst wird, findet der Betroffene dann erst recht keinen Schlaf mehr.

Das kann aber leider auch bei natürlichen Mitteln wie Baldrian oder Hopfen passieren. Medikamente sollten demnach nur als letztes Mittel oder sehr kurzfristig eingesetzt werden, wenn das Leiden unter dem Schlafmangel zu einer sehr starken Belastung wird.

Wie kommt man sonst zu Schlaf? Einige Betroffene haben sehr gute Erfahrungen mit Gewichts- oder Therapiedecken gemacht. Diese Decken sind schwerer als normale und erzeugen bei vielen ein Gefühl der Geborgenheit, die dann wiederum besseren Schlaf fördern.

Auch ausreichend Bewegung sollte bei Schlafstörungen ganz, ganz großgeschrieben werden. Einer Umfrage der

National Sleep Foundation zufolge erleben 80 % aller sportlich aktiven Menschen einen erholsamen Schlaf. Nichtaktive nur zu ca. 40 %. [9]

Die Ernährung spielt natürlich auch eine Rolle. Das Meiden von Alkohol, Koffein, fettigen und schwer verdaulichen Nahrungsmitteln kann schon zu einer Verbesserung des Schlafprofils führen.

83. Woher nehme ich die Motivation weiterzukämpfen?

Wofür fehlt dir die Motivation? Für den nächsten Schritt nach vorn? Oder vielleicht gar zum Weitermachen? Benötigst du Motivation, um kleine Dinge im Leben wieder in den Griff zu bekommen oder um endlich die großen anzugehen?

Vermutlich kennst du tausend Geschichten, zweitausend Wege und fünftausend Inspirationen, die dir helfen sollen, dein Ziel zu erreichen. Du weißt ja, was du tun müsstest, aber dir fehlt die Kraft dazu? Kennst du denn dein Ziel überhaupt? Oder treibst du nur auf offener See von einer „Welle" zur nächsten. Wenn du merkst, dass du auf der Stelle trittst, fehlt oft die Motivation.

---

[9] National Sleep Foundation — The 2013 Sleep in America™ poll.

Setz dich in einer ruhigen Stunde irgendwo hin, an einen gemütlichen Ort, nimm dir Zettel und Stift und schreibe auf, welche Ziele du in der nächsten Woche, im nächsten Monat, im nächsten Jahr, in den nächsten fünf und zehn Jahren erreichen willst. Nimm dir wirklich die Zeit dazu und träume ruhig groß. Versuche wirklich jedem noch so kleinen und großen Ziel Raum zu geben. Ein kleines Ziel könnte sein: *Ich mache täglich mein Bett.* Ein großes Ziel wäre für manche: *Ich will wieder selbst Autofahren können* oder *ich möchte wieder bei Familienfeiern dabei sein.*

Im nächsten Schritt malst du dir jedes einzelne Ziel ganz genau aus. Durchdenke, visualisiere und schreibe auf, wie du dich fühlst, wenn du dieses Ziel erreicht hast.

Nun überlegst du zu jedem Ziel, wie du es erreichen kannst. Schreibe ruhig alles ganz genau auf. Vielleicht gibt es auch mehrere Wege zu einem Ziel. Welche wären das?

Blicke auf deine Seite/n. Was hast du geschrieben? Gefällt dir, was du siehst? Wenn nicht, ändere da und dort noch etwas.

Nun überlege, *warum* du deine Ziele erreichen willst. Das ist eine wichtige Frage, aus deren Antwort du sehr viel Motivation schöpfen kannst. Dein *Warum* ist dein Motor, die Quelle deiner Kraft. Daher ist es wichtig, dies zu erkennen oder für dich festzulegen. Warum kämpfst du dich Schritt für Schritt vorwärts? Vielleicht für eine Person, deine Kinder, Familie oder einfach für dich selbst? Machst du weiter, um eines Tages wieder frei leben zu können? Suche nach deinem Motiv oder entscheide dich für eines. Schreib es nieder und behalte dir diesen Zettel gut auf. In schlechten Zeiten wirst du ihn wieder zur Hand nehmen und neue Kraft daraus schöpfen.

Medikamente und andere Substanzen

84. Sind Medikamente die Lösung?

Bei Angststörungen und Panikattacken werden vorrangig Benzodiazepine und Antidepressiva eingesetzt. Benzodiazepine, auch Benzos genannt, sind starke Beruhigungs- und Schlafmittel, die dämpfen und entspannen. Antidepressiva gibt es sowohl in dämpfender als auch in aktivierender Form. Sie regulieren den Stoffwechsel mit Serotonin und Noradrenalin im Gehirn.

Während bei einer Verhaltenstherapie sich etwa 3/4 der Behandelten nach der Therapie immer noch weiter in ihrem Verhalten und ihrer Lebensqualität verbessern, endet die Wirkung der Medikamente in dem Moment, in dem die Medikation abgesetzt wird. Nicht selten wird nach dem Absetzen sogar eine Verschlechterung festgestellt, da oft noch Symptome der körperlichen und psychischen Abhängigkeit dazukommen. Für diese Menschen ist es ratsam, sich nicht dauerhaft auf eine Medikation zu verlassen, sondern sie, wenn überhaupt nur kurzfristig als „Notfallmedikament" anzuwenden.

Ein Viertel der therapierten Personen gleitet nach einer Verhaltenstherapie jedoch wieder zurück in die Angststörung und laut Dr. Margraf (Ruhr-Universität) gehen die Angststörungen dieser Patienten zum Großteil auf genetische Störungen zurück. Hier arbeitet die Forschung noch daran, wie diesen Menschen am besten zu helfen ist. Im Moment sind sie jene Personen, bei denen am ehesten medikamentös eingegriffen werden sollte. Für ¾ der Betroffenen ist der therapeutische Weg ohne Medikation der bessere.

Besonders wichtig zu verstehen ist, dass Benzos und Antidepressiva die Hirnaktivität beeinflussen und vor allem in jenem Teil des Gehirns, das für Lernen und Verlernen zuständig ist, negativ wirken. Nun ist allerdings eine Verhaltenstherapie genau auf Lernen und Verlernen ausgelegt. Somit kann sich eine Dauermedikation negativ auf Therapieergebnisse auswirken.

Viele Betroffene finden sich mit ihrer Medikation ab, empfinden sie als Lösung und nehmen dafür auch entsprechende Nebenwirkungen in Kauf. Die Entscheidung liegt schlussendlich häufig beim Betroffenen selbst.

85. Machen die Tabletten süchtig und wird man die Sucht wieder los?

Heutzutage werden starke Psychopharmaka viel zu oft eingesetzt. In Deutschland sind gut 1,5 Millionen Menschen medikamentenabhängig. Viele davon nehmen Benzodiazepine und gut 2/3 dieser Beruhigungsmittel werden nur deshalb verschrieben, um Entzugserscheinungen zu verhindern.

Je höher die Dosis ist und je länger die Einnahme dieser Medikamente dauert, desto schwieriger ist es, sie wieder abzusetzen. Dabei entsteht eine körperliche, aber auch eine psychische Abhängigkeit. Die Empfehlung auf Packungsbeilagen zur Einnahme von Benzodiazepinen wird grundsätzlich auf maximal ein paar Wochen beschränkt, da eben die Gefahr an einer Sucht zu erkranken sehr hoch ist. In der Realität werden diese Medikamente meistens als Dauermedikation über Jahre hinweg verabreicht. Leider zählt der Benzo-Entzug neben körperlichen Symptomen zu einem der stärksten Angstauslöser, die wir kennen. Und die ursprüngliche Angst ist normalerweise auch nicht weg. Deshalb ist von einem kalten Entzug ohne ärztliche Betreuung abzuraten!

Bei Antidepressiva ist die Suchtproblematik wissenschaftlich umstritten.

Die Medikamentensucht muss jedoch keine Endstation sein. Gemeinsam mit Ärzten ist es möglich, von den Tabletten wieder „wegzukommen". Normalerweise wird zunächst versucht, die Medikamente „auszuschleichen". Das bedeutet, dass über einen längeren Zeitraum hinweg die Dosis immer weiter gesenkt wird. Das ist der schonendste Weg. Es gibt aber auch die Möglichkeit unter ärztlicher Aufsicht, beispielsweise in der Psychiatrie oder in einer Therapieeinrichtung zunächst in kurzer Zeit körperlich zu entziehen und danach mit therapeutischer Unterstützung die psychische Abhängigkeit in den Griff zu bekommen. Viele Therapiezentren verzeichnen dabei gute Ergebnisse.

86. Wie wirken sich Koffein und Alkohol auf deine Angststörung aus?

Caro F.

„Da ich oft schlimme Schlafprobleme habe, bin ich tagsüber meistens vollkommen erschöpft. Ich trinke viel Kaffee, obwohl das in meinem Fall eher nicht so hilfreich ist. Aber sonst würde ich den Tag nicht 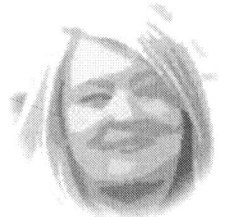 *überstehen, glaube ich. Ich trinke ihn aber routinemäßig immer um dieselbe Uhrzeit. Das habe ich mir so angewöhnt leider, aber irgendwie habe ich auch Angst davor, von dieser Routine abzuweichen, da ich fürchte, Koffein-Entzugs-Kopfschmerzen zu bekommen.*

Alkohol trinke ich nicht allzu viel, da ich eben auch Angst davor habe, dass ich süchtig werden könnte. Ich bin da ziemlich kontrolliert und habe in meinem Kopf eigene Regeln aufgestellt, wieviel ich wann und unter welchen Voraussetzungen trinken darf. Ich würde zum Beispiel niemals ein Bier oder ein Glas Wein alleine trinken, sondern nur, wenn andere Personen dabei sind, die auch etwas trinken. Natürlich habe ich gemerkt, dass Alkohol bei mir die Angst und den Sorgenstrudel ein wenig dämpft. Aber gleichzeitig ist eben die Angst davor, eine Sucht zu entwickeln, immer präsent. Vielleicht ist es auch gut so ein innerer Schutz.

Mit Drogen habe ich zum Glück keine Erfahrung. Aber ich habe schon oft gehört, dass sich Angststörungen nach einem Drogenexperiment spontan entwickelt haben oder auch durch einen kalten Entzug. Davon würde ich die Finger lassen. Am Ende bekommt man davon dann noch eine zusätzliche Psychose. Das ist wirklich das letzte, was man braucht, wenn man ohnehin schon eine Angststörung hat.“

87. Gibt es natürliche oder pflanzliche Mittel, die sich positiv auf Angst und Panik auswirken?

[Bevor du eine Selbsttherapie mit alternativen Heilmitteln beginnst, solltest du unbedingt mit einem Arzt sprechen oder dich zumindest in einer Apotheke beraten lassen. Daher werden an dieser Stelle bewusst keine Dosierungen oder Anwendungs- und Zubereitungsanleitungen angegeben.]

Seit langer Zeit wird in der Volksmedizin bestimmten Pflanzen eine heilende Wirkung gegen Angstzustände und Panikattacken zugesagt. Am bekanntesten sind die Passionsblume, Baldrian, Kamille, Zitronenmelisse, Johanniskraut und Lavendel.

Am sichersten ist es, in Apotheken nach Präparaten zu suchen, die Auszüge dieser Pflanzen als Inhaltsstoffe haben, bevor du dich an die eigenhändige Verarbeitung dieser Pflanzen wagst. Informiere dich umfassend, denn viele Heilpflanzen haben auch Nebenwirkungen oder können überdosiert werden.

Während bei *Kamille* oder *Zitronenmelisse* kaum etwas falsch gemacht werden kann, hat zum Beispiel die Passionsblume Nebenwirkungen wie Übelkeit, erhöhtes Schlafbedürfnis oder Herzrasen.

Dafür wird der *Passionsblume* zugesprochen, bei richtiger Dosierung eine ähnlich gute Wirkung auf Angstsymptome und Schlafstörungen zu entfalten wie Benzodiazepine. Eine Therapie mit Passionsblume sollte jedoch keinesfalls länger als einen Monat andauern.

Baldrian wird gegen leichte Angstsymptome und Nervosität sowie Schlafstörungen eingesetzt. Allerdings sollte kein Alkohol dazu getrunken werden und es gibt vereinzelte Kontraindikationen zu Antihistaminen und Beruhigungsmittel.

Johanniskraut wirkt gegen Depressionen und Angstzustände, die von Depressionen begleitet oder ausgelöst werden.

Bei *Lavendel* wird geraten, mit ätherischen Ölen zu arbeiten, anstatt die Pflanze oral einzunehmen. Hierfür eignen sich eine Aromatherapie oder auch bestimmte Massagetechniken, bei denen besagte Öle verwendet werden.

88. Kann ich Nahrungsergänzungsmittel benutzen, um meine Angst positiv zu beeinflussen?

Es gibt eine Vielzahl von Studien, die belegen, dass Mangelerscheinungen von gewissen Vitaminen Ängste fördern und sogar Panikattacken auslösen können. Umgekehrt kann die Einnahme bestimmter Nahrungsergänzungsmittel die Symptome von Angstzuständen auch mildern. Bevor du jedoch mit der Einnahme von Nahrungsergänzungsmitteln beginnst, besprich dich bitte mit einem Arzt.

Vitamin B: Ein Mangel an Vitamin B kann sich nachweislich negativ auf Verläufe von Angststörungen auswirken. Ein Forschungsteam rund um Prof. Alexander Todorov von der Princeton University stellte 2017 fest, dass gut die Hälfte aller Studienteilnehmer mit Angststörungen oder Depressionen einen Mangel an Vitamin B12 hatten.[10] Zur Bekämpfung von Angstzuständen wird jedoch nicht nur die alleinige Einnahme von Vitamin B12, sondern ein Vitamin B-Komplex mit unterschiedlichen B-Vitaminen empfohlen, um ein Versorgungs-Ungleichgewicht zu vermeiden.

Magnesium: Viele Betroffene nehmen Magnesium ein, um Ängste zu mildern oder zu bekämpfen. Ebenfalls 2017 wurden 18 unterschiedliche Studien der Vergangenheit miteinander verglichen und die Forscher kamen zu dem Ergebnis, dass die Einnahme von Magnesium bei leichten bis mittleren Angstzuständen hilfreich ist.[11] Magnesium gibt es als Nahrungsergänzungsmittel in der Apotheke oder der Drogerie oder in bestimmten Lebensmitteln, vor allem in Vollkornprodukten, Kürbis- und Sonnenblumenkernen und Spinat.

[10] Todorov et al (2017) Correlation between Depression and Anxiety and the Level of Vitamin B12 in Patients with Depression and Anxiety and Healthy Controls, J Biomed Clin Res.
[11] Boyle et al (2017) The Effects of Magnesium Supplementation on Subjective Anxiety and Stress—A Systematic Review, Nutrients.

Omega-3-Fettsäuren: Omega-3 kann nicht von unserem Körper produziert werden, daher sind wir auf Omega-3 aus unseren Nahrungsmitteln angewiesen. Die Fettsäuren sind unerlässlich für die Gehirnentwicklung, vom Embryo bis zum Erwachsenen. Auch dazu gibt es Studien, die belegen, dass eine Mangelversorgung mit Omega-3 Angststörungen und Demenz fördern kann. 2.000 mg/Tag an Omega-3-Fettsäuren wirkten sich nachweislich am besten auf die Reduktion von Angststörungen aus.[12]

CBD: CBD ist ein Stoff, der aus der Hanfpflanze produziert und legal verkauft wird. Das Mittel gilt als wirksam und macht nicht abhängig. Mittlerweile ist ein regelrechter Boom um das CBD-Öl ausgebrochen. Eine Studie der Universität Leipzig forscht zur Zeit der Entstehung dieses Buches an CBD-Anwendungen bei Angststörungen und erzielt dabei interessante Ergebnisse. Nach Ausklammerung des Placeboeffekts sank ein vorab festgelegter Angstwert nach der Selbsteinschätzung der Patienten um 32 %. Das bedeutet eine Besserung der Angst um ein Drittel. CBD wirkte bei gut 90 % der Teilnehmer.[13]

---

[12] Savage (2018) GABA-modulating phytomedicines for anxiety.
[13] Decker et al, Lehrstuhl- & universitätsübergreifende Studie zur Wirkung von CBD bei Patienten mit Angststörung, Universität Leipzig.

Alltagssituationen überleben

„Am meisten fehlt das unbeschwerte Leben von früher."

89. Woran leidest du im Alltag am meisten?

Caro F.

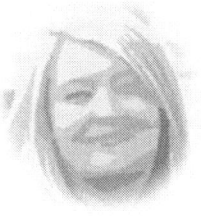

„Ich versuche mich ständig mit irgend-etwas zu beschäftigen.
Vielleicht ist es nur mein Gefühl, aber solange ich mich ablenke, habe ich weniger Zeit nachzudenken und es geht mir besser. Am schlimmsten wird es bei mir, wenn ich mich entspanne. Das ist ein bisschen ein Zwiespalt. Ich bin so erschöpft, weil ich ständig auf 100 bin, aber entspannen geht auch nicht so gut.

Im Bett ist es schlimm. Dann kommen bei mir die meisten Gedanken. Ich kann oft nicht einschlafen oder wache dann in voller Angst und schweißgebadet auf. Kuscheln hilft mir. Wenn mein Mann nicht da ist über Nacht, gehe ich eigentlich gar nicht ins Bett. Ich versuche dann vor dem Fernseher zu schlafen, dann muss ich aber darauf achten, dass ich vor den Kindern wieder aufstehe, da ich kein schlechtes Vorbild sein will. Aber der Schlafmangel macht mich kaputt auf Dauer. Und mir kommt vor, er verstärkt auch die Angst.

Außerdem muss ich ständig zur Toilette. Manchmal auch fünfmal in der Nacht. Ich weiß nicht wieso, aber ich vermute, ich trinke so viel, da mein Mund irgendwie immer trocken ist.

Woran ich am meisten leide, sind aber eigentlich die Reaktionen der Menschen, wenn sie merken, dass ich mir ständig übermäßige Sorgen mache. Das betrifft nicht die Reaktion meiner Familie, die unterstützt mich mittlerweile bzw. kann ich gut damit leben, wenn mich meine Kinder nicht verstehen. Das ist ja fast normal. Aber draußen die Menschen. Früher in der Arbeit waren meine Kollegen oft genervt von mir, wenn ich ihnen meine Ängste und Sorgen mitgeteilt habe. Für sie war das alles lächerlich. Wie oft habe ich "Reiß dich einfach mal zusammen!", gehört. Aber das ist wirklich gar nicht hilfreich.

Jeder Mensch kennt Angst und Sorgen auf die eine oder andere Weise. Daher glaubt auch jeder ein Experte auf diesem Gebiet zu sein und viele beginnen gute Ratschläge zu erteilen. Aber keiner, der nicht selbst an einer Angststörung leidet, hat eine wirkliche Vorstellung davon, was das bedeutet. So habe ich dann begonnen, auch manche Menschen zu meiden. Am meisten fehlt das unbeschwerte Leben von früher."

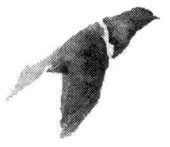

179

90. Wie reagiere ich auf Menschen, die mich nicht ernst nehmen?

Sandra L.

„Menschen, die nicht erlebt haben, was wir erleben, können uns nicht wirklich verstehen. Das ist so. Wenn du keine Geburt erlebt hast, wirst du nicht verstehen können, wie sich eine Wehe anfühlt. Wenn du dir

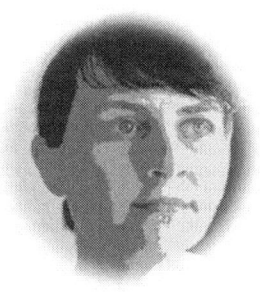

noch nie etwas gebrochen hast, kannst du dir diesen Schmerz nicht vorstellen. Das ist einfach so.

Jetzt gibt es Menschen, die mehr oder weniger „empathisch" sind. Empathie bedeutet, andere Personen versuchen sich in dich hineinzuversetzen und geben sich Mühe nachzuvollziehen, wie es dir geht. Allerdings haben sehr, sehr viele Menschen diese Fähigkeit einfach nicht. Wenn jemand blöd auf dich reagiert, sei dir zunächst einmal bewusst, dass dies nichts mit dir als Person zu tun hat, sondern mit der verkümmerten Empathiefähigkeit deines Gegenübers.

Trotzdem, Sätze wie „Das bildest du dir doch alles nur ein!", tun weh. Vor allem, wenn sie von Menschen kommen, denen wir vertrauen oder die wir lieben. Sprich das sofort an, wenn dich jemand so verletzt hat. Vielleicht haben sie das ja nicht einmal mitbekommen oder aus Frust heraus einfach gesagt, was ihnen gerade in den Sinn gekommen ist. Dem Impuls nachzugeben dich abzukapseln und zurückzuziehen, solltest du nur nachgeben, wenn du dir sicher bist, dass es langfristig das Beste für dich ist. Zu Personen, die dir nicht guttun, solltest du auf Distanz gehen. Zu Menschen, die dich grundsätzlich unterstützen, aber dich trotzdem nicht verstehen können, solltest du das Gespräch suchen und klären, was dich verletzt hat. Erwarte nicht von Gesunden, dass sie dich verstehen, aber weise sie darauf hin, dass du darauf angewiesen bist, dass sie dich ernst nehmen. Gib ihnen eine neue Chance und vergiss nicht, es liegt wirklich nicht an dir!"

91. Was mache ich gegen die Einsamkeit?

Die Angst löst nicht nur Angst aus, sondern leider auch viele andere negative Gefühle. Und die Einsamkeit ist eine davon, die wir fast alle erleben.

Simone D.

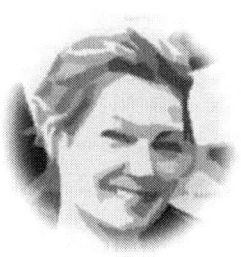

„Das Problem, das die meisten von uns haben ist, dass wir uns durch die Angst und Panik meistens selbst isolieren. Alles wirkt irgendwie bedrohlich und fremd, wenn ich mich selbst nicht unter Kontrolle habe. Ich habe das Gefühl, ich passe nirgends dazu und in meinem Kopf tauchen sofort diese Gedanken auf, dass ich eine Belastung für andere bin. Daher ziehe ich mich dorthin zurück, wo ich so etwas wie Sicherheit oder etwas Stabilität fühle – in die Wohnung, ins allein Sein. Und dann bin ich wieder einsam, weil Menschen eben Menschen brauchen."

Diese Einsamkeit, die du erlebst, bedeutet nicht unbedingt, dass du wirklich allein bist, sondern, dass du dich nach etwas sehnst. Vielleicht bist du aber auch wirklich ganz auf dich allein gestellt, kannst vor Angst die Wohnung nicht verlassen, vielleicht bist du nur in deiner Angst alleine und suchst nach Menschen, die dich verstehen. Vielleicht hast du sogar Eltern, Kinder, Verwandte, Freunde, die dich unterstützen, aber du fühlst dich trotzdem einsam, weil du dich nach einem Partner, einer Partnerin und einer Beziehung sehnst. Und sogar in einer Beziehung kann Einsamkeit herrschen.

Denke einmal nach, worauf sich deine Sehnsucht bezieht. Wenn du dir darüber im Klaren bist, kannst du beginnen, innerhalb deiner Möglichkeiten Schritte in die richtige Richtung zu setzen. Wenn du kannst, lade doch jemanden zu dir ein, besuche eine Selbsthilfegruppe oder einen Verein, wo du dich wohlfühlen könntest.

Olivia H.[14]:

„Reitstunden haben mir geholfen. Einerseits hatte ich regelmäßig sozialen Kontakt mit meinem Trainer, andererseits hat der intensive Körperkontakt zu einem Pferd bei mir sehr viel Angst gelöst. Ich habe auch einen Hund zu Hause, der mir ebenfalls sehr mit der Einsamkeit hilft.

Was die Partnersuche angeht – wenn das deine Sorge ist, verstehen dich viele, glaub mir. Mehr als du dir vorstellen kannst. Zwing dich nicht! Sonst landest du früher oder später bei dem Erstbesten, der sich anbietet und das ist nicht immer der oder die beste für dich. Die meisten Menschen haben oft so romantische Vorstellungen von Partnerschaft. Bekannte scheinen das perfekte Leben zu führen, aber niemand sieht von außen in eine Beziehung hinein. Versuche erst allein zurechtzukommen, denn meistens ist eine Partnerschaft eine zusätzliche Anstrengung, die es zu meistern gilt. Du musst mehr organisieren, dich auch noch um andere kümmern, Ansprüchen eines anderen Menschen genügen und vielleicht auch Streit und zusätzlichen Stress ertragen. Das solltest du nur für einen Partner in Kauf nehmen, der es wirklich auch wert ist. Und die lassen sich nicht erzwingen.

---

[14] Name geändert.

Meine Lösung für diese Art von Einsamkeit ist auch erst mal das Internet. Es gibt unzählige Foren und Facebook-Gruppen – nicht nur Angstgruppen – in denen Menschen miteinander chatten oder sich auch zum Videotelefonieren oder E-Mails schreiben verabreden. Auch über diesen Weg kannst du Menschen finden, die dich unterstützen. Vielleicht ist auch ein kleiner unverbindlicher Flirt dabei. Dieser regelmäßige Kontakt zu anderen, wenn auch nur virtuell, hat mir schon über viele verzweifelte Einsamkeitsphasen geholfen."

92. Wie kann ich damit umgehen, wenn ich beim Autofahren eine Panikattacke bekomme?

Panikattacken beim Autofahren sind eine gefährliche Angelegenheit. Und nicht nur das. Wenn wir nach einer Attacke beim Autofahren beginnen, das Auto zu meiden, hat das natürlich massive Auswirkungen auf unsere Freiheit. Mobilität ist wichtig, aber auch für alltägliche Dinge wie Einkaufen oder den Weg zur Arbeit ist man meistens aufs Auto angewiesen.

Ellie C.

„Ich hatte bereits Panikattacken beim Autofahren und bin auch eine Zeit lang gar nicht mehr gefahren, weil ich so Angst hatte, dass wieder etwas passiert. Über Jahre habe ich mich zurückgekämpft und mit Therapie habe ich es geschafft, dass ich mittlerweile wieder Autofahren kann."

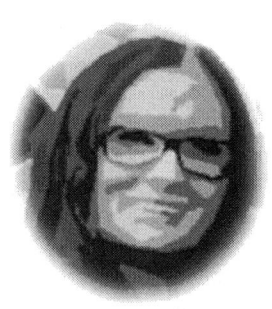

Wenn du Angst vorm Fahren hast, solltest du zunächst ganz klein anfangen. Mal den Motor einschalten und aus der Garage rollen und wieder zurückschieben. Erst beginnst du mit kurzen Fahrten, vielleicht am Vormittag, wenn nicht so viel los ist, und mit jedem Mal steigerst du dich ein bisschen. Achte immer gut auf deine körperlichen Symptome. Progressive Muskelentspannung hilft. Krall dich am Lenkrad fest und lass dann deine Fingermuskeln wieder ganz locker. Schneide die wildesten Grimassen, beiße den Kiefer zusammen und lass dann wieder los. Atme. Nutze Techniken, die du sonst auch anwendest. Wenn du merkst, dass es gefährlich wird, bleib irgendwo stehen.

Ellie C.

„Es ist wirklich hart, aber ich will damit sagen, dass du dir deine Freiheit nicht von der Angst nehmen lassen musst. Du kannst sie dir zurückerkämpfen, wenn du das wirklich möch-

test. Notfalls mithilfe eines Therapeuten. Nimm dir jemanden mit. Du bist nicht allein."

93. Wieso funktioniert nichts von dem, was ich versuche?

Die meisten Techniken brauchen Übung und auch wenn du den Weg mit Medikamenten gehst, wirst du Geduld brauchen, bis du das richtige Mittel für dich findest. Es kann sein, dass Dinge bei dir wirken und funktionieren, bei anderen nicht und umgekehrt. Es kann auch passieren, dass etwas, das heute funktioniert, morgen nicht mehr klappt. Das ist alles vollkommen normal. Versuche nur nicht gleich aufzugeben. Sobald du dir selbst sagst, das klappt sowieso alles nicht, nimmst du dir selbst die Chance auf Besserung. Manche Dinge brauchen Zeit.

Die Angst ist so individuell wie die betroffenen Menschen. Wenn du eine Technik anwendest, wirf nicht nach drei Minuten die Flinte ins Korn, weil du nicht sofort Resultate spürst. Übe und ziehe durch! Nimm dir aus diesem Buch, aus den Erfahrungen, die andere mit dir teilen, aus Gesprächen mit, was dir guttut. Das andere lässt du sein. Du musst nicht alles ausprobieren und dafür musst du dich auch nicht rechtfertigen. Es gibt leider keinen Knopf, auf den du drücken kannst, um die Angst auszuschalten, aber es gibt unzählige Möglichkeiten, sich dem Leben, wie wir es uns wünschen, wieder anzunähern. Schritt für Schritt.

Und wenn du das Gefühl hast, dass du nicht mehr weiterkommst, solltest du dir Hilfe von außen suchen. Du musst diese Angst nicht alleine stemmen.

Therapien

„Geht denn die Angst jemals wieder weg?"

Die Antworten auf die folgenden Fragen sind ein Beitrag von *Margret Riegel*, Psychologische Beratung / NLP Trainerin aus Solingen (Deutschland) [Prozessabläufe zu Therapien beziehen sich vorrangig auf Deutschland, sind aber in Österreich und der Schweiz ähnlich strukturiert. Kleinere Abweichungen von Abläufen sind möglich.] https://www.psychologische-beratung-nlp.de/ [Stand 25.08.2021]

94. Gibt es wirklich Heilung?

Die Frage, die sich jeder von Angst geplagte Mensch stellt: Geht die Angst wieder weg?

Stell dir vor, du hättest keine Angst.

Ohne Angst wären wir viel zu wagemutig! Du würdest einfach über die Straße laufen, ohne nach rechts oder links zu schauen. Du würdest von einer 100 m hohen Klippe ins Meer springen oder einfach so ins Feuer fassen. Das kann nicht gut gehen. Wir brauchen die Angst in unserem Leben, denn sie beschützt uns. Es wäre also gar nicht gut, wenn die Angst ganz weggehen würde.

Die unrealistische Angst „vor nichts" können wir allerdings sehr wohl verlieren. Sobald du verstanden hast, warum du übermäßige oder plötzliche Angst hast, wirst du begreifen, dass ein Großteil deiner Angst daher kommt, dass du sehr viel Vertrauen verloren hast. Du traust dir dies und das nicht mehr zu. Du leidest an zu wenig Selbstvertrauen. Und dieses Problem kannst du mithilfe von Therapeuten und guten Wegbegleitern lösen.

Vor der unrealistischen Angst und Panik hast du ja auch angstfrei gelebt. Aber irgendetwas hat dich so erschüttert, dass du nun Angst „vor nichts" hast. Und da beginnt dein Weg. Er kann hart und anstrengend sein. Verliere nicht den Mut ihn zu gehen.

Nimm dir Zeit und sei geduldig. Dein Leben muss das Wichtigste für dich sein. Es ist das einzige Leben, das du hast. Sei es dir wert und verliere die Angst.

95. Ab wann ist eine Therapie sinnvoll?

Eine Therapie ist immer dann sinnvoll, wenn du merkst, dass dich etwas über die Maßen beschäftigt und sorgt, sodass es dich aus dem Gleichgewicht bringt. Dein Leben und dein Alltag fühlen sich auf einmal anders an. Ungewöhnliche Belastungen, seien es berufliche Überforderung, familiäre Probleme oder der Verlust eines lieben Menschen, all dies hinterlässt Spuren in Deiner Seele. Vielleicht überfallen Dich von Zeit zu Zeit Schwindelgefühle, eine Unsicherheit in Gespräch, innerliches Zittern, komische Körpergefühle, Weinerlichkeit, schlechte Konzentration, Unsicherheit ohne Grund, eben außergewöhnliche Symptome, die du nicht kennst. Du schläfst schlechter. Es kann auch sein, dass du schlichtweg die Lust an allem verloren hast. Die Lust auf Freunde, auf Freude, auf Sexualität. Es ist nicht so wie immer. Deine Kraft ist irgendwie verschwunden. Du traust Dir nichts mehr zu. Du hast Angst und weißt nicht, warum.

Dein Weg wird dich zuerst zu deinem Hausarzt oder dem Arzt deines Vertrauens führen. Er wird dich zunächst körperlich untersuchen. Sind deine Vitalwerte alle in Ordnung und es besteht kein körperlicher Grund für diese seltsamen Symptome, dann wird dich ein guter Arzt zu einem Psychologen/ Psychiater überweisen. Das braucht dich nicht zu verunsichern. Es handelt sich um Fachärzte und sie sind einfühlsam. Ihr Fachgebiet ist die Psyche – deine Seele. Vertraue den Ärzten, die dir helfen können.

96. Welche Arten von Therapien gibt es?

Es hat sich gezeigt, dass gerade die Verhaltenstherapie große Erfolge bei der Behandlung von Angsterkrankungen erzielt. Der Therapeut erarbeitet mit den Klienten und ihren

Fähigkeiten gezielt Wege, wie sie sich in reaktionsaus-lösenden Momenten besser verhalten können.

Er interessiert sich für den Klienten und seine Lebens-geschichte und durch diese persönliche, individuell zuge-schnittene Therapie werden auch Selbstsicherheit und Selbstregulation gestärkt. Teilweise wird im Zuge der The-rapie auch eine Konfrontationstherapie angewendet. Hat der Klient z. B. Angst in engen Räumen, dann wird er bei einem Außentermin diese Angst gezielt fördern, beispiels-weise bei einer Aufzugfahrt. So kann im direkten Erleben mit dem Klienten gearbeitet und die Reaktion hinterfragt wer-den. Eine Verhaltenstherapie findet in der Gegenwart statt.

In der Psychoanalyse/Tiefenpsychologie setzt sich der Therapeut mit dem Klienten über die unbewusste, ver-gangene Lebensgeschichte (oftmals Kindheit) auseinander. Das Ziel ist, die Hintergründe für ein aktuell bestehendes Leid zu klären und so durch das Erkennen der Ursachen in der Vergangenheit Lösungen für die Zukunft zu finden. Des Weiteren gibt es noch systemische Therapien, Gestalt-therapien, Familientherapien oder auch Hypnosetherapien. Diese Therapien sind anerkannt und werden nach Antrag meist auch von der Krankenkasse übernommen.

Es gibt auch freie Therapeuten verschiedener Art und psychologische Berater, die auf Honorarbasis arbeiten. Auch ein Seelsorger, egal welcher Religion, kann in Krisen-zeiten eine wertvolle Stütze sein. Diese gut geschulten Fachleute stehen dir in Krisensituationen immer hilfreich zur Seite.

Falls du nicht sofort einen Termin bei einem kassenzu-gelassenen Therapeuten bekommst und dringend Unter-stützung brauchst, hast du über diese Fachleute meist schneller einen Zugang zu Hilfe. Sie überbrücken die Zeit bis zum Therapiebeginn oder helfen dir schon so gut, dass du vielleicht gar keine Therapie mehr benötigst.

97. Bekomme ich automatisch Medikamente, wenn ich eine Therapie beginne?

Niemand bekommt automatisch Medikamente. Wenn du dich in einer Krisensituation befindest und bei einem Psychiater/ Psychologen vorstellig wirst, schätzt der Arzt dein persönliches Befinden durch konkrete Fragestellungen ein.

Es kann sein, dass er dir ein sogenanntes „Notfallmedi-kament" verschreibt. Gerade bei akuter Angst, wenn man nicht klar denken oder handeln kann, ist dies nutzbringend. Es hilft, die Gedanken zu ordnen und wieder etwas Kraft und Mut zu schöpfen. Diese angstlösenden „Notfallmedika-mente" sind aber keine Dauermedikation!

Des Weiteren kann es sein, dass dir ein Antidepressivum angeboten wird. Diese Medikamente werden langsam ein-geschlichen und dann bei Erreichen der richtigen Dosis über

einen längeren Zeitraum eingenommen. Diese Medikamente machen nicht abhängig und werden nach der Be-
handlungsdauer unter ärztlicher Aufsicht wieder ausge-
schlichen. Du selbst entscheidest, ob du diese Medikamente nehmen möchtest. Es ist kein Muss. Viele psychische Erkrankungen regeln sich nach einer Weile und einer
guten Therapie auch ohne Medikamente. Sei nicht ungeduldig.

98. Was sind Wege zur Therapie?

Eine Therapeutenliste bekommst du in der Regel bei deiner
Krankenkasse. Auf dieser Liste sind alle Therapeuten ver-
zeichnet, die eine Kassenzulassung haben. Ebenso findest
du im Internet Therapeuten, die in deiner Nähe nieder-
gelassen sind. Manche arbeiten auf Honorarbasis und
können manchmal über die private Krankenversicherung
abgerechnet werden. Es sagt aber nichts über die Qualität
und Arbeitsweise aus, ob ein Therapeut kassenzugelassen
ist oder nicht. Ebenso kannst du dich bei den psycho-
sozialen Diensten, bei der Caritas, der Diakonie oder in
Kliniken beraten lassen. Jeder dieser Genannten wird dir
behilflich sein und dich bei der Suche nach einem Therapieplatz unterstützen.

Was auch besonders wichtig ist: Du suchst den Therapeuten aus! Manchmal braucht es mehrere Termine bei verschiedenen Therapeuten, bis man den Richtigen gefunden hat, denn dein Therapeut muss zu dir passen. Während der Therapiezeit wird er zu deinem Vertrauten, einem Menschen, dem du alles erzählen kannst. Grundsätzlich erfordert eine Therapie Offenheit und Ehrlichkeit. Es nutzt dir nichts, wenn du die Geschehnisse, die dich belasten, beschönigst oder verschleierst.

Bevor ein Antrag auf eine Therapie gestellt wird, hast du meist ein paar Termine bei deinem Therapeuten, Psychiater oder Psychologen, damit er dich und du ihn besser kennenlernen kannst. Alle dafür nötigen Anträge stellt der Arzt/ Therapeut. Ein freier Therapeut stellt keinen Antrag. Er schreibt Privatrechnungen auf Honorarbasis.

99. Wie geht es nach einer Therapie weiter?

Während einer Therapie lernst du dich besser kennen und verstehst in der Regel viel mehr von dem, wie es in dir und um dich herum aussieht.

Nach der Therapie wirst du einen „Werkzeugkoffer" bekommen, gefüllt mit Tipps und Verhaltensregeln, wie du dich in Zukunft besser aus unliebsamen Situationen selber

„retten" kannst. Sei nicht ungeduldig, es dauert einen Moment, bis du alles verinnerlicht hast. Aber dann wirst du merken, dass es dir zunehmend besser geht. Dein Fokus beginnt sich langsam zu verändern. Das Leben wird lebenswerter, bunter und verlockender. Die Lust kommt zurück. Es gibt wieder bessere Momente, Zeiten ohne Angst und Zweifel. Dein Selbstwertgefühl wird stärker. Und am Ende des Tages wirst du stärker. Wenn es dennoch einmal brenzlig wird, steht dein Therapeut dir auch nach der Therapie zur Seite.

Du kannst nach oder auch während der Therapie mit der Unterstützung deines kassenzugelassenen Therapeuten zudem eine Reha beantragen. In der Regel dauert eine Rehabilitationsmaßnahme etwa 6 Wochen. Während dieser Zeit, abseits des Alltages, kannst du dich in Ruhe auf dich konzentrieren und das in der Therapie Gelernte vertiefen. Während einer Reha-Maßnahme erwartet dich ein reichhaltiges Sport- und Bewegungsprogramm; Musik-Kunst-Ergotherapien gehören zu einer Maßnahme genauso wie Gruppen- und Einzelgespräche. Wenn du die Möglichkeit hast, nutze eine Reha-Maßnahme für dich. Es ist eine sehr wertvolle Zeit.

Das Leben danach

„Ich weine und fluche, ich lache und liebe !"

100. (Wie) kann ich Rückfälle vermeiden?

Es gibt und gab immer gute und schlechte Tage in deinem Leben. Sei nachsichtig und geduldig mit dir und vermute nicht gleich einen Rückfall in die Angstspirale, wenn es einmal nicht so gut läuft. Erinnere dich daran, was du während der Therapie gelernt hast oder was dir früher geholfen hat.

Nimm dir Zeit für dich. Wenn der Alltag zu hektisch wird, dann baue Ruhezeiten ein. Widme dich deinem Hobby, geh laufen, schwimmen, wandern und tu das, was dir Spaß macht. All das leert deinen Stressspeicher. Ein paar Tage weg aus dem Alltag – träume nicht nur davon, sondern setze es um. Du musst ja nicht gleich ein Fernreiseziel anfliegen, es reicht der Wald im Nachbarort, die Stille am See, die freie Sicht von einem Berg, ein Spaziergang durch das kleine Dorf. Gönne dir Zeit für dich.

Wir sind Allzeit verfügbar, vernetzt und digitalisiert – schneller, besser und effektiver, flexibel und dann noch lächelnd und gutaussehend – so möchte uns die Gesellschaft. Wir leben ein Leben, das technisiert ist. Es könnte so einfach sein, jedoch überlastet all dies unsere Leistungsfähigkeit, den einen mehr, den anderen weniger.

Aber wir sind und bleiben Menschen. Wir brauchen ein soziales, anfassbares Umfeld. Wir leben von der Kommunikation. Wir brauchen reale Gegenüber. In einer technisierten Welt kommt unsere Sinneswelt zu kurz. Nimm dir bewusst auch digitale Auszeiten!

Pass einfach noch besser auf dich auf, höre in dich hinein und gib nach, wenn dein Körper Ruhe braucht. Lass auch mal die „Fünfe g'rade sein" und übe dich in Gelassenheit. Das Leben ist schön.

101. Kann ich mit und trotz Angst ein gutes Leben führen?

Margret, mit der ich auch über Facebook Kontakt aufgebaut habe, ist eines der Beispiele dafür, dass es möglich ist, auch mit der Angst ein gutes Leben zu führen und Ziele zu erreichen. Ihr starkes Zeugnis macht Mut und Hoffnung.

„Meine erste Panikattacke hatte ich sechs Wochen nach meiner Hirnblutung im Jahr 1999. Gott sei Dank habe ich nach wie vor einen wunderbaren Hausarzt, dem ich vertraue. Er hat mich damals sofort zu einem Therapeuten geschickt. Dort habe ich nach ein paar Sitzungen verstanden, was die Panik ausgelöst hat und was ich tun kann, um diese zu vertreiben.

Es war eine schwere Zeit, gerade, weil ich kurz zuvor den Schock der Hirnblutung noch nicht ganz verdaut hatte. Organisch und körperlich war ich gesund, jedoch noch etwas schwach nach der langen Bettruhe im Krankenhaus. Die Panik hat mich täglich drei- bis viermal überrollt. Alles, was ich lesen konnte über die Auslöser von Panik und wie man die Panik loswerden kann, habe ich verschlungen. Ich lernte, dass das überschüssige Adrenalin, welches der Körper bei Panik ausschüttet, abgebaut werden muss. So entschloss ich mich bei jeder Attacke auf meinen Heimtrainer heulend und brüllend gegen die Panik anzuradeln.

Ich habe Benzos[15] verordnet bekommen, um die Situationen während dieser Zeit besser ertragen zu können. Das war hilfreich!

Da sich die damalige Panik auf die Hirnblutung bezog, habe ich mich im Krankenhaus erneut auf „links drehen" lassen. Stets bin ich offensiv mit der ungeliebten Panik umgegangen. Nach der nötigen Angiografie, die die Blutgefäße im Kopf darstellt, wusste ich, dass meine Gefäße in Ordnung sind. Der Arzt versicherte mir bei der Entlassung, dass ich keinerlei Bedenken haben muss. So wurde ich zwar mit einer starken Sehbehinderung, ausgelöst durch die Angiografie, teilweise sehunfähig nach Hause entlassen.

In der Augenklinik versicherte man mir, dass sich diese temporäre Sehstörung in ein paar Wochen von allein regeln würde.

---

[15] Benzodiazepine: ein Beruhigungsmedikament, das aber sehr schnell zur Abhängigkeit führen kann.

Natürlich hatte ich auch Pläne. Mein Mann musste in der Zeit zur Messe nach Italien und wollte mich mitnehmen. Eine lange Autofahrt, ca. zehn Stunden, traute ich mir nicht zu. Also bin ich sehgestört und vollgepumpt mit Benzos in ein Flugzeug nach Mailand gestiegen.

„Wenn ich das überlebe, dann wird alles gut!"

In Italien habe ich beschlossen, keine Benzos mehr zu nehmen! Mit ausreichend Beruhigungstee konnte ich die Zeit am Gardasee sogar genießen. Mein Mann hat mich ertragen und unterstützt. Das war eine sehr wertvolle Zeit in meinem Leben. Ein kleines Zurück ins Leben!

Nach einer Reha, ca. acht Monate später war ich völlig beschwerdefrei.

12 Jahre später hatten unsere beiden Mütter gleichzeitig gesundheitliche Probleme und sind in unseren Heimatort gezogen. In unserem Wohnort wurde eine Mutter in einem Heim und die andere Mutter im Hospiz untergebracht. Zwei Haushalte mussten aufgelöst werden und die Sorge um die schwindende Lebenskraft der Mütter hat uns sehr in Anspruch genommen. Beide Mütter starben innerhalb von sechs Wochen. Ein schweres Trauerjahr. Ich hatte ein Psychologiestudium begonnen und zeitgleich stundenweise als vermeidlich unersetzliche Mitarbeiterin jahrelang im Bereich Marketing gearbeitet.

Nach einer kurzen Krankschreibung habe ich unerwartet per Telefon meine Kündigung erhalten. Das hat gesessen!

Einen Tag später, Anfang 2012, bin ich zusammengesackt und die Panik und Angst hat sich wieder in meinem Leben breit gemacht. Das Gelernte aus meiner ersten Panikzeit hat nicht gegriffen.

Ich habe einen wunderbaren Therapeuten, der mir gerade in den ersten Wochen nach dem „Gau" zur Seite stand. Diese Wochen waren die reinste Hölle! Ich bin tatsächlich, unfähig überhaupt die Wohnung zu verlassen, mit einem Taxidienst dorthin gefahren und bin auf allen vieren die Treppe zum Therapeuten hochgekrabbelt. Heute weiß ich nicht, woher ich diese Kraft genommen habe. Ich habe gekämpft, geheult, geschrien und habe gelernt. Verzweifelt war ich und voller Angst. Dabei wollte ich nur eines: Leben!

Unter diesen Umständen habe ich meine Ausbildung abgeschlossen. Ich hatte immer eine Tasche im Schlafzimmer stehen, damit ich alles für eine Klinik griffbereit hatte –hunderttausend Mal wollte ich den Notarzt anrufen, weil ich glaubte, ich würde es nicht mehr ertragen. Alle bekannten Symptome habe ich überlebt! Ein Arztmarathon begann und eine erfolglose Reha folgte. Mitte 2012 wurde ich berentet.

Heute arbeite ich als psychologische Beraterin. Durch alle Erfahrungen, die ich in meinem Leben bereits gemacht habe und durch die gute Ausbildung kann ich viele Menschen durch schwere Zeiten begleiten. Das heißt nicht, dass ich angst- und panikfrei bin. Jeder Tag ist ein Erlebnis.

An manchen Tagen kann ich vieles machen, an anderen Tagen kann ich eben nicht so viel machen. Dennoch lebe ich. Ich fahre mit Symptomen in den Urlaub. Ich fliege um die „Welt". Ich habe beschlossen, dass ich nur ein Leben habe. Das ist dieses, welches ich jetzt lebe!

Ich weine und fluche, ich lache und liebe, ich trinke Wein aus vollen Gläsern und esse lecker und gut, ich tanze und singe, ich habe ein reiches Leben. Auch wenn es drückt und zappelt. Ich bin gnadenlos offen und optimistisch. Ich halte meine Ruhezeiten ein, denke an mich und pflege mich. Das hilft. Die Therapie hat geholfen. Es dauert halt etwas und es tut weh.

Medikamente nehme ich nicht! Das ist für mich der einzige gangbare Weg.

Jeder ist seines Lebens Meister. Unsere Gedanken bestimmen unser Leben. Grübeln und jammern nutzt nix! Es geht weiter, ob mit oder ohne Angst und Panik.

Meine Symptome sind viel schwächer als noch vor Monaten/Jahren. Ich kann wieder mit dem Auto fahren und allein einkaufen gehen. Ich kann allein zu Terminen etc. Gerade deshalb weiß ich, dass jeder Angst/ Panikpatient es schaffen kann. Hoffnung, Mut und die guten Gedanken helfen mir immer wieder zurück auf den Weg, den ich gehen möchte. Ich habe verstanden, dass jeder für sich entscheidet, ob er an der unsinnigen Angst festhalten möchte oder ob er leben möchte. Ich habe mich entschieden.

Der Notfallkoffer im Schlafzimmer ist verschwunden.

Ich lebe."

Abschlussworte

Liebe Leserin! Lieber Leser!

Danke, dass du unser Buch gelesen hast. Wir hoffen, dass du das eine oder andere mitnehmen konntest und du deinem Ziel wieder einen Schritt nähergekommen bist.

Für manche von uns war das Schreiben dieses Buches ein wenig Selbsttherapie, für andere ein aufwühlendes Erlebnis, da doch auch wieder viele Erinnerungen hochgekommen sind, die mitunter schon lange vergraben waren. Wir sind sehr dankbar, dass wir unser Wissen mit dir teilen durften und wünschen dir das allerbeste auf deinem Weg.

Es wäre schön, wenn du uns eine Rezension auf Amazon für dieses Buch hinterlassen würdest. Das Feedback stärkt uns, um auf unserem Weg weiterzumachen. Mit dem Erlös dieses Buches sollen neue Projekte wie dieses finanziert werden. Wir danken dir von Herzen, dass du uns mit dem Kauf unterstützt hast und würden uns auch sehr über eine Weiterempfehlung freuen.

Wenn du Verbesserungsvorschläge für unsere nächsten Projekte hast, Beschwerden oder Anregungen, schick uns doch bitte ein Mail an **vankordo@gmx.at**.

Impressum

Alex Licht 2021. 1. Auflage Alle Rechte vorbehalten. Nachdruck,
auch auszugsweise, verboten. Kein Teil dieses Werkes darf ohne
schriftlich Genehmigung der Herausgeberin in irgendeiner Form
reproduziert, vervielfältigt oder auf jegliche Art und Weise
verbreitet werden. Printed by Amazon in Poland. Kontakt:
Johanna Posch, Vöcklabruckerstraße 8, 4812 Pinsdorf, Austria.
vankordo@gmx.at.